中医脉学探微

主编 ● 段晓东

郑州大学出版社

图书在版编目(CIP)数据

中医脉学探微／段晓东主编. -- 郑州：郑州大学
出版社，2024. 12. -- ISBN 978-7-5773-0830-2

Ⅰ. R241.1

中国国家版本馆 CIP 数据核字第 2024ZH4416 号

中医脉学探微

ZHONGYI MAIXUE TANWEI

策划编辑	李龙传	封面设计	曾耀东
责任编辑	薛　晗	版式设计	曾耀东
责任校对	何鹏彬	责任监制	朱亚君

出版发行	郑州大学出版社	地　　址	郑州市大学路 40 号(450052)
出 版 人	卢纪富	网　　址	http://www.zzup.cn
经　　销	全国新华书店	发行电话	0371-66966070
印　　刷	广东虎彩云印刷有限公司		
开　　本	710 mm×1 010 mm　1 / 16		
印　　张	12.5	字　　数	213 千字
版　　次	2024 年 12 月第 1 版	印　　次	2024 年 12 月第 1 次印刷

书　　号	ISBN 978-7-5773-0830-2	定　　价	128.00 元

《中医脉学探微》
编委会

主　编　段晓东

副主编　张美玲　梁　宁

编　委　（按姓氏笔画排序）

布周周　杜晓宁　杨子衡

陆　腾　陈佳欣　焦建伟

前　言

　　恩师李士懋国医大师在多年的学习与临床实践中形成了以脉诊为中心的辨证论治方法,创立了平脉辨证思辨体系。在这一体系中,李老尤其重视脉诊,据脉以辨证,以脉解舌,以脉解症,把脉诊放在中医诊疗突出显要的位置。

　　自 2008 年跟随李老学习以来,至今已十六年,将李老的思辨体系验证于临床,发现"以脉诊为中心"的辨证论治方法,多能取得预期效果。尤其对一些久治不愈的疑难病人,常能取得较好疗效。这更激发了我对脉诊的兴趣。

　　追念恩师,忆往昔岁月,往事历历在目。李老生平光明磊落高风亮节,对待学习更是严肃认真。作为李老的弟子和追随者,更应秉承李老溯本求源、刨根问底的治学精神。为更好地掌握平脉辨证思辨体系,我在反复习读李老脉学专著《脉学心悟》《濒湖脉学解索》和《平脉辨证仲景脉学》的基础上,追溯内难,研习经典,沿着李老走过的道路又重新走了一次,才体会到李老当年的体会,正可谓其中寸寸各俱酸咸。

　　古往今来有关脉学的论著详且尽矣,本不容置喙,但为了更好地理解、运用、传承李老的平脉辨证思辨体系,便斗胆本着怎么学怎么写、学多少写多少的原则将自己的所学所悟整理成册,以便后学者在学习平脉辨证思辨体系时有阶梯可用。

　　全书上考脉诊起源,研习脉学经典,下习脉诊的临床应用及现代化研究,并讨论了脉诊的基本理论与应用、脉诊与辨证论治方法等内容。因水平有限,谬误难免。只求通过本书,能让后学者更好地学习李士懋国医大师平脉辨证思辨体系,便是生平兴事了。

　　我愿化身石阶,经风吹、日晒、雨淋,只求后继者承中医大道,救人间疾苦,将平脉辨证思辨体系发扬光大,将中医文化发扬光大。

段晓东

书于香薷斋

2024 年 3 月

目　录

第一章
中医脉诊起源考

脉诊是中医望、闻、问、切四诊中重要的诊断方式,被认作是中医的标志性技术,近年来更成为脉学研究的热点。然而,早期脉诊史的研究尚有薄弱之处。目前,学术界多关注与秦越人、仓公及汉初出土文献中有关的早期脉诊文献,尚未深入追溯秦越人之前脉诊产生、演变的历史。故考察脉诊起源,具有重要的医学史价值,也能为脉诊的有效性提供原始的理论与史实依据。

第一节　上古至殷商时期

一、脉诊源自上古巫医

脉诊的确切源点,尚难考辨,从中国古代医学的发展史看,医源于巫,脉诊当也源自集宗教、政治、医疗等职能于一身的巫师。巫师在当时被视为全能的存在,作为尘世与天国的媒介而获得上天的意志,实现尘世的祈愿。鬼神作祟导致疾病是上古先民的观念,他们相信巫师能够交通鬼神,以祭祀、忏悔、屈服等方式解除祸患而治病。

从词源上讲,"医"字形原初与"巫"一起构成从"巫"的甲骨文"毉",恰恰反映了医生的职责在殷商时期是由巫医兼任的。"理色脉"可能是上古巫师诊病的方法。《素问·移精变气论篇》云:"上古使僦贷季,理色脉而通神

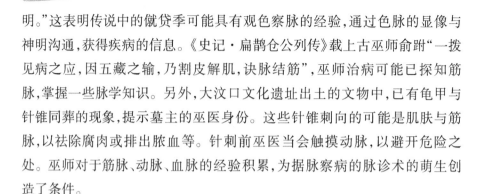

明。"这表明传说中的僦贷季可能具有观色察脉的经验,通过色脉的显像与神明沟通,获得疾病的信息。《史记·扁鹊仓公列传》载上古巫师俞跗"一拨见病之应,因五藏之输,乃割皮解肌,诀脉结筋",巫师治病可能已探知筋脉,掌握一些脉学知识。另外,大汶口文化遗址出土的文物中,已有龟甲与针锥同葬的现象,提示墓主的巫医身份。这些针锥刺向的可能是肌肤与筋脉,以祛除腐肉或排出脓血等。针刺前巫医当会触摸动脉,以避开危险之处。巫师对于筋脉、动脉、血脉的经验积累,为据脉察病的脉诊术的萌生创造了条件。

二、触摸脉动是上古巫医获取疾病信息的方式

脉诊是诊断的主要手段,针刺筋肉是治病的重要方法,上古巫师或开始发现筋肉、络脉、动脉、脉诊之间的内在联系。在十二经穴完备之前,有"五体刺法",包括刺肉、刺筋等,早期的针刺术,可能是针刺病痛之处的筋肉、血络等。巫师触摸病痛处周围的动脉,除了防止针刺误伤之外,可能也获取了一些诊断信息。动脉作为流动中的血气出入的门户与聚藏之所,体现着血脉的运动状态。《灵枢·九针十二原》载:"凡将用针,必先诊脉,视气之剧易,乃可以治也。"其虽要求诊脉捕捉脉气的盛衰在先、用针治疗在后,但因该论述出现相对较晚,故不能作为脉诊术早于针刺术的证明,但可作为二者关系密不可分的一个证明。

在"万物有灵"的泛神论盛行时代,包括脉动在内的身体行为,可能在殷商之前已被视为神圣的涌现,而这种涌动又蕴含着身体信息。《灵枢·九针十二原》云:"粗守形,上守神。"《灵枢·小针解》载:"上守神者,守人之血气,有余不足,可补泻也。"张树剑认为这里的"守神"是通过脉诊实现的,他将脉中之"神"称为"脉神"。脉中有神,《黄帝内经》的作者及后世医家或依旧保留着远古巫医精神内守,意念专一地触摸"脉神"的习惯,只不过上古巫师认为其所触摸者为脉中微妙莫测的神灵、神明,他们的神显也预示神灵惩罚所致的疾病信息,后世"脉神"逐渐祛魅化,演化成为玄妙变动的"血气"与和谐的"胃气"等代名词。除了僦贷季、俞跗等能够触摸"脉神",并与神明交通的巫师外,巫更、巫咸与巫抵等都从事针刺术,对脉动也有一定的认识和了解。

三、诊察脉动与血脉或是殷商巫师的基本技能

在"尚鬼"文化浓厚的殷商时期，"天"主要是作为有意志的宗教之天出场，巫师通过巫术交通天意才能获得灵验，观色察脉或也是巫师的技能之一，其医疗技艺仍是巫术的重要部分，专门的医官尚未从巫师的众多职能中分化出来。有专家考证，"殷"字的甲骨文，左边所从的"月"是"舞之容"，右边所从的"殳"为"舞之器"，器所指的对象可能为针，故认为殷字可表义为"乐舞中象征针灸医病除疫的动作"，"殷字可能原指针刺医术"。基于此义，认为殷商的创国者帝汤或与巫医有关。另外，湖南石门县皂市的殷商遗址中也出土过砭针。巫师乐舞通神，手持针具刺入肌肤与筋脉，因此与动脉、针刺、筋肉密切相关的脉诊，在殷商也有所发展。与血脉纵横交错，触之或观之能够获取病象类似，占卜直观甲骨裂纹的脉络象，也是王室获得神启的方式，当然也包含大量问询疾病的内容，血脉与甲骨脉的综合交错之象都作为疾病的征象，被巫师用来捕捉生命的信息。有专家经过对甲骨卜辞的考证，得出殷商人把疾病归为四因，即鬼神作祟、气候突变、饮食不慎、梦魇。可见，殷商的医学也并非全是宗教巫祝之术。巫师集宗教崇信与医疗理性的灵验为王者服务，预知疾病的进展与转归，特别关涉生死吉凶。通过诊察脉动与血脉，获知疾病的轻重缓急，做出生死之域的粗略预判，或许是殷商时期脉诊的主要功能。

第二节 西周时期

一、诊脉的天官从巫师中分化而出

巫师卜兆显象，筮法倚数，象数本用于预卜吉凶，但随着象数思维的日臻发展，"天"由神显之象数逐渐演化为气化之象数和神显之象数的交织并存，而脉理的支撑主要是气化的象数，脉诊逐渐成为可以数推、象显的技艺。《汉书·艺文志》以"方技"（医学）为王官之职守。尽管周秦的医官从巫师

中分化而出,成为王官的重要组成部分,但"周朝的文献中发现藉占卜知病之由的记载,则鬼神致病的观念依然存在,可见藉巫术之法疗疾的情形,仍普遍存在于周朝社会之中"。王官的医术仍脱离不开巫术。《周礼》载周朝的王官分设天、地、春、夏、秋、冬六官,《周礼·天官冢宰》载有天官的职能。"天官"是效法天象所立之官,"冢宰"则指大官。六官主要法象自然的时空象数秩序,辅佐王者奉行天道而治人。人所处身的世界不再全由鬼神主宰,《诗经·大雅》曰:"天命靡常。"《左传·僖公》引《周书》载:"皇天无亲,惟德是辅。"其指出天的意志不再固定不变,而是眷顾有德行的君王,天也由鬼神之天逐渐向自然之天过度,气化流行逐渐成为世界的运动方式,天由神化逐渐转向气化。

《周礼·天官冢宰》详载了周朝医事制度。该书称医官为"医师","医师掌医之政令,聚毒药以共医事"。医师又分为食医、疾医、疡医、兽医。"疾医掌养万民之疾病","两之以九窍之变,参之以九藏之动"。郑玄注云,"两参之者,以观其死生之验""藏之动,谓脉至与不至"。可能最早于周朝已形成九藏的观念,并发现九藏的脉动,初步形成九藏脉诊的相关理论。"脉动之处多被认为是气之出入之门户或藏气之所"。肺、心、肝、脾、肾、胃、膀胱、大肠、小肠等九藏的信息显现在脉动的节律上。疾医已能以脉诊参知九藏的脉象,从而判断气血的状况,预知生死。"死终则各书其所以,而入于医师。"疾医通过反思并记载患者病亡的原因,进一步总结包括脉诊在内的医疗规律,充实王官之学中关于医学的知识,促进春秋战国时期脉学体系的初步形成。

二、天官脉诊直观地反映脉、经水与月亮之象

《素问·生气通天论篇》云:"夫自古通天者,生之本,本于阴阳。"能够体现周秦之际的阴阳观念,该时期阴阳观念的理性思维已经能诠释自然与生命现象,故通天不再等同于通神,而是从上古时期巫师的通天即通神,逐渐转变为医官通天即通阴阳之气。《素问·移精变气论篇》载:"上古使僦贷季,理色脉而通神明,合之金木水火土,四时八风六合……色以应日,脉以应月。"上古的巫师僦贷季不可能通晓阴阳五行之学,摆脱巫术,纳五行说于脉学之中,并做时空象数规定当在周秦之际。《素问·举痛论篇》云:"余闻善言天者,必有验于人。"阴阳五行学说得以发展,阴阳五行的相互生克及其象

数的顺逆吉凶,成为周秦之际天官把自然的气化现象加以演绎、推导的主要思维方式,促成象数之学映射于人身,使天的历数开显于身体之上。天官对脉象的体验、认识活动也遵照象数观念,以效法物象的秩序与运动方式,地脉、经水、月亮成为脉学直观的对象。

天官远察天地,近取诸身,以脉类天宿、地脉、经水,找到脉气与天地之气的共通之象。《国语·周语上》载:"古者,太史顺时脉土,阳瘅愤盈,土气震发,农祥晨正,日月底于天庙,土乃脉发。"周人的观念中,地有地脉,地脉中所蕴藏的土气能量应适时疏导,农事顺时耕作就可疏泄地气。地有土脉,身也有体脉,体脉与地脉更多是在同属水脉的意义上加以类比,使脉有血脉、经脉、泉脉等多重含义。《说文解字》释脉的古字"衇"为:"血理分衺行体者。"衇的右偏旁"血"含义为:"水之衺留别也。"张家山墓出土的《脉书》也云:"脉者渎殹……脉痛如流。"《灵枢·邪客》载:"地有十二经水,人有十二经脉。地有泉脉,人有卫气。"《灵枢·痈疽》云:"经脉流行不止,与天同度,与地合纪。"虽然十二经脉的说法出现可能晚于西周,但法天道以象人事的思维在西周已经出现。天有宿度,地有经水,人的经脉与血脉的类比与实然上的联系在西周时期当已现萌芽。脉与天地相感应,经脉、血脉运动还要合于天之宿度,从而实现通过脉诊以探知身体节律是否与天地节律相协调。

天官仰观天文,近观人身,还以脉类月象。殷商的甲骨卜辞中就有巫师占卜日月蚀、救日月蚀、占星的记载,《周礼》《左传》还有周秦之际运用阴阳五行的原理救月蚀的内容。周朝巫师仍常使用占星术预测吉凶。《周礼·春官》曰:"保章氏掌天星,以志星、辰、日、月之变动,以观天下之迁,辨其吉凶。以星土辨九州之地,所封封域皆有分星,以观妖祥。"其认为保章氏的占星术据天象能辨知天下九州的吉凶妖祥。《易经·系辞上》曰:"天垂象,见吉凶,圣人象之。"天象的变动往往提示王土国运的盛衰。具体于日月蚀的异常天象则预示着自然与人事的吉凶,而日月之象同样与人身气色、脉象同气相求。

《黄帝内经》的文献可能反映周秦之时脉象与月象协调相感的观念。如《素问·移精变气论篇》云:"色以应日,脉以应月。"日光明而外显,与气色显露于外都是阳象,月阴柔而晦暗与脉藏于体内皆是阴象,且具有相对同步的运动周期,日光与年日及月光与年月的变化规律相一致,继而发现经脉的运

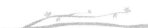

动节律与月象的变化同样遥相感应。《素问·八正神明论篇》《灵枢·岁露论》都认为月满则气血盛,月亏则气血亏。可推测法天象地的医官能够仰观月象的盈亏,触摸脉动的虚实,获得气血与月象状态一致性的体验。所以,天官的视域广阔,并非以人的观念为中心进行想象与建构脉象,而是以自然的世界为意识展开的基点,推天道以演人事,使脉学的客观性建立在自然秩序的基础上,使任何脉象的阐释与诊断都有天道的支撑,从而避免主观唯心论的空泛无根。

《汉志·方技略》载:"方技者,皆生生之具,王官之一守也。"西周之时,脉诊术主要掌握在王官之学中,但不能排除民间的巫师,或仙道方士也或多或少地拥有脉诊方技。除了王官中的天官从事脉诊活动外,民间巫医可能也施行脉诊之术。《逸周书·大聚》载:"乡立巫医,具百药以备疾灾,蓄百草以备五味。"乡间巫医掌握药物方术需要对症用药,用药恰当要以色脉相参为前提,脉诊可能也在乡间施行察病的技术。

第三节　春秋战国时期

一、脉诊术在官学与民间并行

西周时期,王官是掌握脉诊方术的主体,但至春秋战国,周天子权力被削弱,诸侯兴起,政学逐渐分离,学术上有百家争鸣,民间方术也逐渐兴盛。"按古王官学统,官师合一,事有官守,政学未尝分。逮王官失守,政学分离,而有诸子之坎兴。由是周秦之时学在私门,汉兴遂有'医家专门授受之学'。"周秦之时,脉诊在私门传授、发展的同时,王官的脉诊技术也并未消失,周王室仍保留王官系统,诸侯国的公侯也拥有高水平的医官。如《左传·成公十年》《左传·昭公元年》分别载秦伯使医缓、医和诊治晋候之疾。当时脉诊与针、灸、药术都已施行。"则医缓的治病,以针、灸以及药物为之,此亦为后世专业医疗之术。"《左传·昭公元年》载医和分析病因时说:"天有六气,降生五味,发为五色,征为五声。淫生六疾。"其认为气候的六气、饮食的五味、视觉的五色、听觉的五声都当节制,太过则引发疾患,医和又用蛊卦形象地阐释病因与生死。五味、五色、五声都为数五,显然是五行归类所致。医和已经将阴阳、五行、六气、卦象等象数理论应用于诊断,而同时代的扁鹊"守数精明",当把上述象数之学运用于脉诊之中。

《汉书·艺文志》云:"太古有岐伯、俞拊,中世有扁鹊、秦和。"其把扁鹊和秦和当作中世齐名的名医。《左传·昭公元年》载秦和诊晋侯之疾在昭公元年,《史记·扁鹊仓公列传》也载扁鹊诊治大夫赵简子之疾在晋昭公时,考晋昭公于公元前531年至公元前526年在位,在位仅六年。这既可表明秦和与扁鹊为同时代人,又能说明包括脉诊在内的医术,虽仍保存有卜(巫)术的医官内,但随着贵族的没落、医官的流失,脉诊在私门逐步发展,水平也大有超越医官之势。《史记·扁鹊仓公列传》载:"秦太医令李醯自知伎不如扁鹊也,使人刺杀之。"便是医官技不如私门医的个别例证。

二、私门医扁鹊的脉诊术

东部沿海的齐地人秦越人,又名扁鹊。《史记·扁鹊仓公列传》称扁鹊为"勃海郡郑人也,姓秦氏,名越人"。但扁鹊为远古传说中的人首鸟身的神医,"扁鹊传说自新石器时代肇始,长期流传直至汉代"。显然,扁鹊并非专指秦越人,而是指远古神医,秦越人因医术高明,才被时人称为"扁鹊"。欧阳珊婷据汉画像石中"扁鹊针灸行医图"有扁鹊"人首鸟身"的形象,认为扁鹊神话是东夷古国与商民族鸟图腾崇拜的体现。山东出土的汉画像石砖中就刻有人首鹊身类似于扁鹊形象的鸟人一手切脉,一手针砭的画像。山东汉墓还出土有扁鹊艾灸的场景。直到汉代,齐地还流传着扁鹊行医的神话。扁鹊信仰自远古至汉代盛行不衰,所以春秋战国时期的齐地也应有扁鹊信仰,而秦越人被认作扁鹊的化身,应也有针灸术及脉诊术的实践。

秦越人脉诊闻名,是脉诊初成体系的集大成者,直到汉时的司马迁仍称"至今天下言脉者,由扁鹊也"。《史记·扁鹊仓公列传》载长桑君秘授扁鹊禁书与上池之水,扁鹊遂能"视见垣一方人。以此视病,尽见五藏症结,特以诊脉为名耳"。扁鹊虽然望诊技术高超,但脉诊也没有流于形式,色脉相参才是他诊病神验的前提。扁鹊的脉诊思想难以复原,并没有著作流传于世。《难经》虽非扁鹊所作,但可能与扁鹊学派相关。李建民认为"大量扁鹊遗文出现于《脉经》也是可疑的。老官山医书无疑是汉初人的作品",《难经》其实较早与黄帝相关联。《脉经》和成都西汉墓葬老官山出土的医简,收录了

"扁鹊(敝昔)曰"等词条,可能多为假托之言,二者虽于起源期的脉诊术有所继承,但这些文字体现最多的是扁鹊之后,经过几百年发展演变后的脉诊学术,难以此为蓝本复原扁鹊的脉诊思想。《史记·扁鹊仓公列传》载公乘阳庆授淳于意"禁书"扁鹊《脉书》,该书与《汉书·艺文志》所录《扁鹊内外经》一样,都已亡佚。《史记·扁鹊仓公列传》简要记载有关扁鹊脉诊的医案,或可提示扁鹊脉诊的轮廓。

扁鹊脉诊术仍尚未脱离巫术。当赵简子连续昏迷五日,不知人事,众人皆惧之时,扁鹊主要依据观色察脉,得出"血脉治也,而何怪",不出三日当苏醒的判断。扁鹊据脉观色还得出带有巫卜色彩的预言,准确预测赵简子与晋国国事走向有关的梦境。可见,扁鹊仍视脉为神圣启示的形式,有关生死的医理还没有独立于巫术的卜测。

扁鹊的脉诊法主要是遍诊血脉、部分经脉的动脉法及络脉法,并利用一些循经感传的现象发现病理。扁鹊诊虢国太子之病,色脉相参后认为"夫以阳入阴中,动胃缠缘,中经维络,别下于三焦、膀胱,是以阳脉下遂,阴脉上争,会气闭而不通,阴上而阳内行,下内鼓而不起,上外绝而不为使,上有绝阳之络,下有破阴之纽,破阴绝阳,色废脉乱,故形静如死状。太子未死也。夫以阳入阴支兰藏者生,以阴入阳支兰藏者死。凡此数事,皆五藏蹙中之时暴作也"。虢国太子之所以昏死,是因阳气被阴气束缚于内,胃气中枢运化不开,上下内外的气道不通,阳气当上行、外行反下行、内行,阴气当下行、内行反上行、外行。扁鹊的遍诊法,可能主要用到头部、胃部、腹部动脉的脉诊,另也有经脉的动脉脉诊,以及触诊经络关要发现循经感传的状态。头部是"清阳之会",头部脉诊主要候取阳气及体表的状态。胃部脉诊主要诊断中焦阴阳气交是否顺畅。脐部脉动在《难经·十六难》中又称动气,该书载脐部的上、下、中、左、右的动气,分别与心脉、肾脉、脾脉、肝脉、肺脉对应,如出现病脉,则"按之牢若痛"。寻按脐部动脉不仅能获知下焦及膀胱的气血流行状态,还能探知五脏的病因。通过触摸经络的循行状态,发现阴阳、上下、内外的经络传导是否逆乱。扁鹊通过色脉合参,探知虢国太子阴阳之气脉都已逆乱,阳脉陷入阴脉之中,阴脉上争于阳络,头部阳络交会枢纽与腹部阴脉交会枢纽都已逆乱,故使人昏死而无觉,表现为"色废脉乱,故形静如死状"。

"中经维络"可能隐含扁鹊具体使用诊经脉的脉动和触诊络脉的方法。

脉动的观察与经脉循行理论的形成具有密切关系。扁鹊等古医家是基于脉诊发现了体表上下特定部位的联系,并用刺脉治疗加以确认,脉诊发现脉动的不同部位,使体表上下的经线得以贯穿。针刺腧穴所干预的气血信息,能够传导至经络及脏腑,而后两者变化的几微又反映在脉动处,从而使脉诊与针刺术能够不断地相互确证经络的脏腑归属与循行路线。脉诊动脉促进了经脉循行观念的形成,而切按病理性的络脉则为早期医师针刺血络提供了基点,切按络脉的形态或如《灵枢·九针十二原》所说"切之独坚"。对脉动的诊察既是古人认识经脉的方法,也是古人发现腧穴的途径。如四肢腕踝关节附近的动脉多为脏腑的原穴,作为早期脉诊的部位,多是由"经脉穴"演进而来的。扁鹊主要综合脉诊经脉动脉、络脉、血脉动脉的病理信息,找到矛盾的主要点位"三阳五会"。"扁鹊乃使弟子子阳厉针砥石,以取外三阳五会。"三阳五会可能以百会穴为中心,如《针灸甲乙经》载:"百会,一名三阳五会。"扁鹊针刺头部血脉枢纽的腧穴,使阻绝于上的邪气消散,阴阳之气上下通畅。

第四节 中医文献中"脉"的最早出处及其含义

1973 年,我国先后在长沙马王堆、江陵张家山出土两批汉代医学文献,据专家考证,此为早于《黄帝内经》记载脉学及病候的古文献。为我们研究脉诊学体系的起源提供了最原始的宝贵资料。在马王堆《足臂经》足厥阴脉之后一段脉诊文字中记载:"揗温(脉)如三参春,不过三日死。温(脉)绝如食顷,不过三日死。烦心,有(又)腹张(胀),死、不得卧,有(又)烦心,死。唐(溏)[泄]恒出,死。三阴病杂以阳病,可治。阳病北(背)如流汤,死。阳病折骨绝筋而无阴病,不死。"揗脉,即医生用手接触了解皮肤之下脉动变化的过程。上述的"不死"与"死"意指"可治"与"不可治"。思考其医疗技术发展背景,中医学理论体系所谓的生死,是以脉诊技术审视疾病发展来判断的。可见诊脉作为流传至今的中医传统技艺,在古代社会临床诊断疾病过程中,已跃然成为社会公认、医生重视的判别方法及标准。

《张家山汉简·247号墓·脉书》记载："相脉之道，左手上踝五寸而案之，右手直踝而簟之。它脉盈，此独虚，则主病。它脉滑，此独涩，则主病。它脉静，此独动，则生病。"相脉，即医者对静脉变化的审视。

在马王堆、张家山脉书皆有"相脉之道"的内容。根据马继兴先生抄录相关文字如："夫脉固有动者，骭之少阴，臂之钜阴、少阴是主动，疾则病。此所以论有过之脉翳，其余谨视当脉之过。治病之法，视先发者而治之。数脉俱发病，则择其甚者，而先治之。""动"是指脉动，"骭之少阴，臂之钜阴，少阴是主动"，它们本身就是主动的。即在这三条脉的气口可以触及到脉气的搏动，这应该是正常生理现象。"固有动者"在它们搏动比平时脉象疾促时，便是病态表现。这时的医者已经不仅可以通过观察回血的多少和血液的波动感诊断脉的虚盈滑涩及静动，以血脉症候的变化诊断疾病发展动态的方法，还发现了人体有多处搏动之处，十一脉或十二脉的起止处往往也是诊脉的部位。

我们从文献分析甚至可以认为脉的循行路线可视为局部脉动的延长。即马王堆、张家山时代的"十一脉"还尚未分化为明确的"血脉""经络"系统。

综上所述，到了西汉初期，脉学理论内容日趋丰富、全面，"相脉之道"四组脉象原文，便是当时以脉统病、凭脉辨病理论体系的核心。早期文献脉诊的记载，更是都伴随着经脉理论的内容，这也证明了它们两者在发生、发展的道路上互为因果，相辅相成，共同奠定了中医脉诊理论体系的发展。

第五节　医学经验与脉诊产生的实践根源

除宗教和巫术外，日常生活和战争出现的死伤及流血事件，也为人们对血、血脉甚至脉诊的认识提供许多感性认识，这也必然地为脉诊起源准备了一些必要的经验材料，这些均成为了脉诊起源的铺垫和前奏。这些活动相伴随的是与上述这些经验积累有关，但又高于这些认识的逐渐专化的医学实践活动，其中包括针灸、推拿、放血疗法、割刺痛肿等。这些活动一般是通过一些医学手段和方式,去达到一些医学目的,因此,对脉诊起源具有更直接的意义。

就古代治疗疾患的实践和手段而言,灸法较早地被应用于临床实践。《说文解字》谓:"灸,灼也。"唐王冰注释《黄帝内经》时也说:"火艾烧灼,谓之灸焫。"马王堆医书中,治病即不提"针",也不提"药",只言"皆灸其脉"。甚至《庄子·盗跖》中提到以灼艾健身,有"无病自灸"之说。

这里我们注意到,"灸法"较早地被普遍应用,而且其与人体血脉联系最为密切,"灸"的位置是"其脉","灸"的作用是"疏通血脉"。按摩作为一种治疗方法,在中国古代也较早被应用于"自我健身"和"他人治疗"上。《一切经音义》云:"凡人自摩自捏伸缩手足,除劳去烦,名为引导。"此为"自我按摩"。《孟子》称"为长者折枝"(即为长者按摩),此指"他人按摩"。"按摩"的位置是人体之肌肉血脉,"按摩"的目的也是"疏经活血"。

针砭之术最初是起于肌肉疾患的治疗,当原始人类患有多种外部疾患时,若偶然抉破皮肤、血管把血放出来,就会连带把腐败物资也排泄出去,那么病情就会得到减轻,如相传有腿痛病人,因跌扑被尖石刺破皮肤,经流血后而腿痛见愈。至今内蒙古地区仍流传着猎人与放血治病的神奇传说。

以上这些医学实践,已不再是简单地发现和认识血、血脉以及血脉与生命的联系,而是通过长期的实践,逐渐了解和体会到血脉搏动与生命,乃至与疾病的联系。伴随这种实践,人类对血脉的认识,也从一般感性阶段上升到理性层次。如《汉书·王莽传》记载:"翟义党王孙庆捕得,莽使太医尚方与巧屠共刳之,量度五脏,以竹筳导其脉,知所终始,云可以治病。"而后《黄帝内经》则对人体进行过一些粗略的解剖,如《灵枢·经水》云:"若夫八尺之上,皮肉在此,外可度量切循而得之,其死可解剖而视之……脉之长短,血之清浊,气之多少,十二经之多血少气,与其少血多气,与其皆多血气,与其皆少血气,皆有大数。"这是在医学实践上,也不仅仅停留于"有脉则生,无脉则死"的阶段,脉与生死有关,到以"脉"诊断疾病,这种逻辑的必然,得到了实践的支持。从此,医学中,乃至整个古代文化中,都普遍出现"脉诊"的认识。《汉书·艺文志》曰:"医经者,原人血脉、经络、骨髓、阴阳、表里,以起百病之本,生死之分……"《周礼》曰:"医师究人之血脉、经络、骨髓、阴阳、表里……以探百病,决生死之分。"《素问·经脉别论》则总结曰:"气口成寸,以决死生。"在这种理论指导下,从马王堆医书到《黄帝内经》《难经》,古人对脉与死生、预后的关系均做了较为详细的观察。马王堆医书《足臂十一脉灸经》提出："三阴之病乱,不过十日死。循温如三人参舂,不过三日死。温绝如食顷,不过三日死。"至《黄帝内经》,在《素问·玉机真脏论》中则出现大量关于真脏脉、死脉的十分详尽的脉象描述,这些均被后人总结到"十怪脉"和"七怪脉"之中。《黄帝内经》有关此方面的认识,其后通过历代诸家的发挥,日趋圆满。事实上,血脉确实是生命的核心器官,脉之有无亦永远是死亡与否的重要标志。由此,在治疗原则上有回阳救逆之法,在潜力用药上有升脉散、复脉散、补阳还五汤等方。

同时,脉与疾病的联系也逐渐确立。马王堆医术《脉法》中提到"虚则主病它脉"。《史记·仓公传》中,脉诊已被十分广泛地使用,在二十六例并案中,二十例皆为"切脉诊",并有"心脉浊躁""肝脉弦""肺气热""脉来散数"等的记载。至《黄帝内经》《难经》,有关脉与人体五脏六腑疾病之联系的认识逐渐丰富起来,但并不系统,后经《伤寒论》《脉经》在时间和理论上的梳理,逐渐系统而规范起来,并至今不变。

脉诊的起源期,巫术与医术并存,测算生死所用的巫卜与医理尚纠缠不清,但脉诊术正在尝试摆脱蒙昧,逐渐走出宗教的统治。关于腧穴动脉、五脏动脉、经脉动脉、络脉的脉诊术已经出现,但理论化与体系化水平还不够完善。气、阴阳、五行、卦象作为理论依据及推演方式,已经得到初步的运用。《四库全书·总目提要》曰:"推天道以演人事。"天之历数在吾身,主宰天地的"象数"或"数术"作为道的涌现,同样规定着脉象的运动,探知自然之理就能获取脉象的奥秘,已然成为脉诊起源期医家逐步达成的共识。以身体作为宇宙之身,人与天地交融一体,天人的气化运动协调一致的"天人合一"思想也已成为脉诊宇宙论的核心。

虽然关于经脉的脉诊术已经出现,但关于十一脉、十二脉的经脉动脉系统可能仍在酝酿之中。起源期的脉诊术为中医执简御繁,提升诊断的效率和客观性奠定了一定的基础,也为脉学的发展提供了重要的理论依据与有效的实践经验。由于脉诊起源时期文献与出土文物的缺乏,以及史料重精简叙事而不重细节原理阐释等原因,目前关于脉诊起源期的研究存在详细考证的困难,需要更多出土文献的出现,以供学者综合医史文献与临床体验开展研究。

第二章
中医脉学经典著作

中医脉学文献,源远流长,自商周时期,已有不少关于医学内容的文字记载。追至春秋、战国以降,特别在秦汉时期,随着社会经济的进步,传统文化的发展,医疗技术也随之有了较大提高。在长期大量医疗实践的基础上,在吸收与借鉴其他学科知识与理论的基础上,一批中医典籍相继问世,为中医学特别是脉诊学的形成和发展奠定了良好的基础。

第一节 《黄帝内经》——脉法第一经典

《黄帝内经》(以下简称《内经》)作为中医学的奠基之作,在中医学理论体系、脏象学说、经络理论、诊断方法、治疗原则以及保健养生等各方面的研究中,都有着重要的指导意义,对于最具中医特色征象之一的脉学研究亦如此。早期的有关脉学资料散见于诸书之中,但大量的,系统的记载是在《内经》之中,它是中国有文字记载脉法的第一部中医古籍,也是保存脉学理论最丰富的一部医学著作。后世对于脉学的研究是在继承《内经》脉学理论和具体内容的基础上而发展而来的。

一、《内经》的脉学思想

《内经》的脉诊是以整体观念为指导思想,以脏腑、经络理论为基础,以阴阳学说为纲领而创立的,形成了丰富多彩的内容,使《内经》成为脉学起源以后的一个重大发展阶段的文献,也是脉学起源和形成中不可或缺的经典文献。

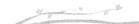

1. 整体观念与《内经》脉学

天人相应的整体观念是《内经》脉学的基本主导思想，一直贯穿于脉学理论始终。整体观念对《内经》脉象的影响主要表现在脉象变化的季节规律、月份规律、昼夜规律，其中以"脉应四时"的脉象季节规律最具代表性。

"脉应四时"的季节规律即随着四时寒暑更迭、阴阳消长，正常人体的脉象存在着与自然界"春生、夏长、秋收、冬藏"相适应的变化规律。脉应四时的脉象见于《素问·玉机真脏论》曰："春脉如弦……夏脉如钩……秋脉如浮……冬脉如营"；随四季更迭脉形会出现权、衡、规、矩的变化，如《素问·脉要精微论》曰："四变之动，脉与之上下，以春应中规，夏应中矩，秋应中衡，冬应中权。"人体气血随着季节改变也会出现脉势上的浮、沉变化，如《素问·脉要精微论》曰："春日浮，如鱼之游在波；夏日在肤，泛泛乎万物有余；秋日一下肤，蛰虫将去；冬日在骨，蛰虫周密，君子居室。"而四季阴阳的盛衰在脉象上也有不同部位相应的反映，《灵枢·禁服》曰："春夏人迎微大，秋冬寸口微大。"应时之脉的脉象以有胃气为顺，胃气寄旺于四季，有胃气的脉象中应微见应时之气，即胃气与四时之气相结合，《素问·平人气象论》曰："春胃微弦曰平……夏胃微钩曰平……长夏胃微软弱曰平……秋胃微毛曰平……冬胃微石曰平。"而病理脉象，相对而言，则是由正常或异常气候以及邪气与不足的胃气结合而成，因此出现应时脉象或参见脉象表现明显，而胃气的脉象则表现不足，《素问·平人气象论》曰："弦多胃少曰肝病……钩多胃少曰心病……弱多胃少曰脾病……毛多胃少曰肺病……石多胃少曰肾病。"

以上这些都反映了脉象随季节变化而变化的季节规律性，充分证明了"脉应四时"的整体观念贯穿于《内经》脉学之中。《内经》对于临床实践的论述也结合了整体观念，提出了望、闻、问、切四诊合参，《素问·脉要精微论》曰："切脉动静，而视精明，察五色，观五藏有余不足，六府强弱，形之盛衰，以此参伍，决之生之分。"提出临证时，必须从整体出发，把望、闻、问、切结合起来，四诊合参，不能偏废。天人相应的整体观念是《内经》脉学理论的基本主导思想，无论是对脉学理论的研究，还是对脉学具体内容的掌握及临床应用，都要以整体观念为指导思想。

2. 阴阳学说与《内经》脉学

阴阳学说作为脉学纲领，可以追溯到以扁鹊为代表的医经一派的，《内经》前的医经著作中便有相关论著，马王堆出土的汉墓帛书中记载有"阴阳脉法"，说明脉诊起源于阴阳学说。发展到《内经》时期，阴阳学说作为脉学诊法总纲的地位则更为明确。

《内经》中所描述脉象有阴阳之分，脉诊方法也体现了阴阳学说的纲领地位。《素问·阴阳别论》曰："脉有阴阳，知阳者知阴，知阴者知阳……所谓阴阳者，去者为阴，至者为阳；静者为阴，动者为阳；迟者为阴，数者为阳。"迟数、大小、浮沉、滑涩、虚实、坚软、长短等都是两两相对的，这是"阴阳学说"在脉学具体应用。

在使用以阴阳学说为纲领的脉象和诊脉方法的实践中，《内经》提出了诊脉辨证必须遵循阴阳之纲，《素问·阴阳应象大论》曰："善诊者，察色按脉，先别阴阳。"《素问·脉要精微论》也提出："阴阳有时，与脉为期，期而相失，知脉所分，分之有期，故知死时，微妙在脉，不可不察，察之有纪，从阴阳始，始之有经，从五行生，生之有度，四时为宜，补泻勿失，与天地如一，得一之情，以知死生。是故声合五音，色合五行，脉合阴阳。"认为虽然反映脏腑气血的脉象很微妙，但只要掌握其阴阳总纲，那么便可于细微之处了解脉象。

脉法作为表达阴阳学说的实践，丰富了"阴阳学说"在中医学中的意义和作用。随着后世对《内经》脉学内容的实践和发展，既使阴阳学说的合理内涵得以证实，又不断深化扩展了阴阳学说和它的认识方法在中医学上的指导意义。

3. 脏象学说与《内经》脉学

脏象学说对于《内经》脉学的影响最具代表意义的当属五脏标志性脉的出现。五脏标志性脉，即每个脏腑生理功能的外在表现，《素问·宣明五气篇》曰："肝脉弦，心脉钩，脾脉代，肺脉毛，肾脉石，是谓五脏之脉。"《内经》中更有《素问·脉要精微论》《素问·生气通天论》《素问·玉机真脏论》《素问·平人气象论》《素问·三部九候论》等5个脉学专篇，多次涉及五脏标志性脉。

脏象学说结合诊脉实践提出的五脏病脉，使得临床可以根据五脏病脉脉象异常的不同情况，知晓病变所在之脏腑，诊病辨证，《素问·平人气象论》曰："病心脉来，喘喘连属，其中微曲，曰心病……病肺脉来，不上不下，如循鸡羽，曰肺病……病肝脉来，盈实而滑，如循长竿，曰肝病……病脾脉来，实而盈数，如鸡举足，曰脾病……病肾脉来，如引葛，按之益坚，曰肾病。"

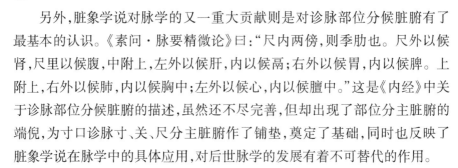

另外,脏象学说对脉学的又一重大贡献则是对诊脉部位分候脏腑有了最基本的认识。《素问·脉要精微论》曰:"尺内两傍,则季肋也。尺外以候肾,尺里以候腹,中附上,左外以候肝,内以候鬲;右外以候胃,内以候脾。上附上,右外以候肺,内以候胸中;左外以候心,内以候膻中。"这是《内经》中关于诊脉部位分候脏腑的描述,虽然还不尽完善,但却出现了部位分主脏腑的端倪,为寸口诊脉寸、关、尺分主脏腑作了铺垫,奠定了基础,同时也反映了脏象学说在脉学中的具体应用,对后世脉学的发展有着不可替代的作用。

4. 经络学说与《内经》脉学

脉诊起源于经络,阐述《内经》脉学时,不能不涉及经络学说。经络学说在《内经》脉学中主要体现在两方面,一方面从诊脉的角度看经络即血脉,脉关乎经脉,诊脉动即诊经脉的"动气";另一方面从诊脉方法看,诊脉部位都在相关经穴上,诊脉即诊察经络。若不能将这两点弄清,那么对于《内经》脉法的研究就缺少了必要的条件。

具体来说,在《内经》中能表明"经络"即是"血脉"的经文甚多。《素问·离合真邪论》曰:"地有经水,人有经脉。""夫邪之人于脉也,寒则血凝泣,暑则气淖泽,虚邪因而入客,亦如经水之得风也。经之动脉,其至也亦时陇起,其行于脉中循循然,'其至寸口中手也'。"可见经脉就是血脉。《灵枢·痈疽》:"中焦出气如露,上注溪谷,而渗孙脉,津液和调,变化而赤为血,血和则孙脉先满溢,乃注于络脉,皆盈,乃注于经脉。"说明经络是气血运行的通道,为血脉全部。而《灵枢·决气》为"脉"所下之定义为"壅遏营气,令无所避,是谓脉",认为脉为约束营气运行的管道。《内经》认为所谓"脉"除了实质性的血以外,更主要的是营气,营气的主要表现是脉动,脉诊是诊经脉中营气。《灵枢·营气》记载,营气循十四经常道运行,如环无端,故"脉"应指经脉。《内经》通过大量篇章的论述,表明经络即血脉,脉的搏动是气血在经脉内运行的动态反映,人体脉搏不停地跳动反映出气血在经脉内不断地运动,诊脉动即是诊"经"。

经脉学说贯穿于《内经》脉学内容之中,论述内容之丰富,说服力之强,都为后世研究发展脉学提供了重要的依据。

二、《内经》的诊脉方法

由于《内经》是西汉以前各个医学流派各种学说综合汇编,所以,多种诊脉方法并存便成为《内经》时期脉诊的特征,形成了以诊脉的不同方法为主导的、诊脉察病的不同体系,为临床辨证提供了大量而丰富的诊断信息。这些诊脉方法虽同为诊察疾病的脉诊,但其诊脉部位、具体方法却各不相同,每一种方法都有自己的理论和具体内容,都可以独立诊察全身疾病。

1.十二经遍诊法

十二经遍诊法,即对手足三阴三阳十二经脉中一处浮露或较为浮露的具有代表意义或便于诊察的动脉,进行诊察以诊断疾病的方法,属于经脉诊察方法中检查十二正经"脉气"的方法,是刚刚从诊经脉的早期方法中分化出来诊察脉动的"脉诊"的形式。十二经遍诊法诊察十二经中有搏动明显或具代表意义之处,是名符其实遍诊法。由于十二经每条经脉都有动脉,每经动脉都可反映本经及络属脏腑的病变,因而诊察十二经动脉,就可以诊察十二经脉及相关脏腑的病变。要了解全身病变,必须对十二经脉进行整体全面观察,并把各个局部的脉象加以综合分析,才能得以实现。

2.三部九候诊法

三部九候诊法与十二经遍诊法皆属于古代遍诊法的范畴,它把人看作自然界的一个缩影,运用天地人的观点,将人体分为上、中、下三部,每部各分为"天""地""人"三候,共为九候,认为这九个部分可以反映生活在自然界中的人的情况。通过观察脉象与形体是否相应,上、中、下三部是否相互调,以诊察全身病变情况。三部九候诊法在《内经》中记载详细且应用广泛,是《内经》中唯一列出专篇,论述最详尽的脉诊法。三部九候诊法遍及全身,与十二经遍诊法相似,九候动脉分属不同经脉,内联脏腑,外络肢节,因此脉动可以反映分属区域的脏器、器官及经气的功能状态,其意义具体来说是以五脏及头面为主,上部主头面疾病,中部主心肺及胸中疾病,下部主肝脾肾疾病。由于三部九候诊法较之十二经遍诊法要精简且富于理论,另外又由于切诊部位较之简单,因此这一方法在《内经》时代相当盛行,其作为《内经》脉学的一个重要著述,丰富了《内经》脉学理论,并为临床提供多方面的诊疗信息。

3.人迎寸口诊法

人迎寸口诊法又称为人迎寸口对比诊法,是取阳明经之人迎脉与太阴经之寸口脉两个部位进行诊察,并对两个部位脉象的大小盛衰进行比较,以

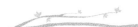

诊察疾病,测知预后情况,判断人体生理、病理状态的脏腑、表里、阴阳性质。人迎寸口诊法是在寸口脉完善之前,以少数脉位相互比较从而诊察全身变化的诊脉方法之一。

人迎寸口诊法出自《内经》,此诊法是《内经》中提到最多的诊脉方法,散见于《灵枢·终始》《灵枢·本输》《灵枢·禁服》《灵枢·经脉》《素问·至真要大论》《素问·六节脏象论》等十余篇中,占据记载脉法篇章总数的近一半篇幅。《内经》中提到最多的诊脉方法是人迎寸口诊法,此诊脉法在《内经》时期已经形成了一套完整而熟练的临床技术,可以看出人迎寸口诊法是这一时期常用的重要脉诊方法之一。这一脉法较之遍身诊法已经有了很大的进步,其一,切诊部位已由多个减至两个,使切诊进一步简化,但诊病部位遍及阴阳表里,实用而又不失全面;其二,此诊法已经认识到脏腑经脉中以胃脉和肺脉为最重要的两条经脉,这两条经脉可以反映十二经的情况;其三,通过两脉对比,可以判断病位、病情轻重预后以及选择治疗的方法。

人迎寸口诊法作为遍诊法向独取寸口法的过渡时期的产物,在一段时期内得以广泛应用,同时也为张仲景创立人迎、气口、趺阳三部诊法奠定了基础。但人迎扣诊法随着后世脉学及临床实践发展,便因使用不便,同遍诊法一样,由于种种原因,逐渐废弃不用,而代之以"独取寸口法"。然而,在急症或危重病证及两手无脉的情况下,诊取人迎脉,不但可以提醒疑难疾病的鉴别诊断,还可以提供治疗方向。

4. 独取寸口诊法

独取寸口诊法是指单一对寸口实行切诊,以诊察全身脏腑经络功能及气血盛衰的诊脉察病方法,是《内经》时期重要的诊脉法之一。《内经》对独取寸口诊法的论述甚为精辟,尤其是对独取寸口诊法机制及寸口脉脏腑分属的论述,为后世"独取寸口"理论的成熟和完善奠定了基础。

独取寸口诊法主要见于《素问·经脉别论》《素问·五脏别论》《素问·平人气象论》等篇,在《灵枢》的《禁服》《终始》《四时气》诸篇中皆有关于"寸口"的记载,如"寸口主中";"持其脉口、人迎,以知阴阳有余不足"。《灵枢·本腧》明确指出了寸口的位置,即"肺出于少商,少商者,手大指端内侧也……行于经渠,经渠,寸口中也,动而不居……手太阴也"。

《内经》中独取寸口诊法由人迎寸口诊法发展而来,虽然还不近于完善,但是对后世寸口诊法理论系统的发展完善有不可忽视的指导意义。《难经》在《内经》寸口脉法的基础上正式确立了"独取寸口诊法",进行了详细的论述,并明确将寸口分为寸、关、尺三部,并赋予"三部九候"新内容,《难经·十八难》曰:"脉有三部九候,各何主也?然,三部者,寸、关、尺也。九候者,浮、中、沉也。"此外,晋代王叔和所著的《脉经》,明代李时珍撰写的《频湖脉学》以及近代中医的脉学理论,无不渊源于《内经》的脉学理论。

5. 虚里诊法

虚里诊法是指通过触按虚里部位的搏动情况,以测知宗气盛衰,诊断疾病判断预后的一种诊法。虚里为足阳明胃经之大络,位于左乳下心尖搏动处,为诸脉所宗。

《素问·平人气象论》云:"胃之大络,名曰虚里。贯鬲络肺,出于左乳下,其动应衣,脉宗气也。""脉"即诊察的意思。也就是说虚里是从胃脉支出,以心脏为中心,络肺贯膈的血脉。诊虚里即是诊察虚里的脉动情况,后世将此诊法归属于按诊范畴。

虚里诊法通过诊察虚里脉动可以测知宗气的盛衰存亡,辨明疾病,判断预后。《素问·平人气象论》曰:"盛喘数绝者,则病在中;结而横,有积也;绝不至,曰死。乳之下其动应衣,宗气泄也。"这段文字明确指出了虚里诊法诊察疾病的情况,即若虚里脉数而时有歇止,则为胸中心肺病变;若脉象间歇,位置旁出虚里之外,则为心有积结(块)的征象;若脉动断绝不续,则为宗气衰败,预后不良;若脉动剧烈,甚至搏动应衣,则为宗气虚衰,失于固摄而外泄之兆,预后亦差。这些内容在后世临床诊疗中得以发展和充实。

虚里诊法由于其特殊的诊脉部位,可以诊察胸中之心肺及宗气的盛衰,对临床诊断意义很大。但同时由于虚里位于胸前,诊察不便,又受到古代男女有别封建思想的影响,此诊法并未得到广泛应用,后世多用于儿科诊疗。若遇到暴厥或大虚大实之证时,寸口脉伏不见,虚里诊法亦可以协助诊断,可避免误诊。尽管这一诊法目前在中医诊断学上很少提及,但其临床价值是不可忽视的。

上述诊脉方法是《内经》时期重要的脉诊法,临床应用时可依据疾病性质和部位的不同,灵活运用相应的脉法。另外,有一些诊脉方法在《内经》中虽然只是稍加论述,但由于其自身的特殊意义,也得到后代医家的重视和研究,具有代表性的就是手太阴诊法。除了单纯诊察脉动的方法外,《内经》还提出将属于按诊的尺肤诊法与诊取寸口脉结合起来,提出了尺肤与寸口合

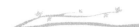

参诊即尺寸诊法,以增加诊断的准确性。《内经》多种脉法并存,既反映了古人珍贵而丰富的诊疗经验,又丰富了中医学脉学的理论。

从以上几种诊脉方法,可以看出《内经》时期丰富的脉诊法内容。并且展现着脉法由繁到简、由遍身诊法向独取寸口诊法过渡发展脉络。可以说,《黄帝内经》奠定了理论基础,对中医脉学理论的形成和发展做出了重要贡献。

三、《内经》的脉象

《内经》作为中医脉学的奠基之作,不仅记载了脉学理论、诊脉方法,还详细论述了脉学在临床中的具体应用,包括脉象、主病及诊脉注意事项等。如《素问·脉要精微论》提出"诊法常以平旦",平旦之时是诊脉得最佳时期;《素问·脉要精微论》指出医者诊脉时的重要法则,"是故持脉有道,虚静为保",即诊脉时,医生心态平和,就诊环境安静;《素问·平人气象论》提出平息诊脉法,即"常以不病调病人,医不病,故为病人平息以调之为法",医者以自己正常自然的呼吸节律为标准,诊察病人脉动至数,平息法一直沿用至今。这些内容都对后世医家临床诊脉的具体操作影响深远,成为脉学临床应用的具体要求。

《内经》将脉象大致分为平脉、病脉、真脏脉(死脉)三大类,并分别对其进行了详细的论述。

1. 平脉

平脉即正常人之脉象。《内经》时期的平脉应该具备以下几个方面,即至数正常、和缓有力、从容有节、要有胃气,同时随生理活动和气候环境的不同而有相应的变化。凡是处于生理状态下的人的脉象,都可以定义为"平脉",《内经》时期除了指出平人脉象应该和缓从容,有胃气以外,亦对正常脉象的至数做了规定。《素问·平人气象论》曰:"人一呼,脉再动,一吸,脉亦再动,呼吸定息,脉五动,闰以太息,名曰平人。"指出平脉的至数应为一呼一吸四至五动,不徐不疾。

但是平人脉象并不拘泥于固定的模式,它会因昼夜、年龄、体质、情志差异而略有改变。在一日之中人体顺应昼夜阴阳交替而发生一些正常生理变化,《素问·金医真言论》曰:"平旦至日中,天之阳,阳中之阳也。日中至黄昏,天之阳,阳中之阴也。合夜至鸡鸣,天之阴,阴中之阴也。鸡鸣至平旦,天之阴,阴中之阳也。故人亦应之。"这些变化反映在脉象上就表现为脉象的昼夜差异性。

随着年龄的增长,人体的气血及形体相应发生变化,脉象也会相应有所差异,《灵枢·天年》中详细记载了人从幼到老的一系列变化,如"人生十岁,五脏始定,血气已通,其气在下,故好走""三十岁,五脏大定,肌肉坚固,血脉盛满,故好趋""四十岁,五脏六腑十二经脉,皆大盛以平定""九十岁肾气焦,四脏经脉空虚"。《素问·三部九候论》也指出人因体质肥瘦不同,肌肉丰厚有别,平人脉象也各有不同,即"以候奈何?……必先度其形之肥瘦"。脉象因精神活动而发生变化,也属于正常脉象范畴,《素问·经脉别论》曰:"人之居处,动静、勇怯,脉亦为之变乎?岐伯对曰,凡人之惊恐恚劳动静,皆为变也。"可见情志上的惊恐、兴奋、忧虑、紧张都会引起脉搏发生差异,只要情志未波动过及,则均为正常脉象变化。

2. 病脉

病脉是人体在脏腑经络、气血阴阳失衡的病理状态下所表现出来的脉象,是诊察疾病的关键因素。《内经》中所涉及的脉象很多,大部分以举例的形式散见于全书中,约几十种,但这些脉象多以脉名为主,对脉形的描述却不甚详细,而且还存在一脉数名或数脉一名的问题,后世医家便在《内经》诸多脉象基础上进行整理归纳,淘汰其重复部分并对其脉形予以补充说明,逐步形成了现在临证中使用的二十八种病脉脉象。

《内经》全书所记载的脉象有:浮、沉、迟、数、虚、实、滑、涩、短、大、小、洪、紧、缓、弦、软、细、微、弱、散、促、代、毛、钩、营、石、盛、燥、喘、急、坚、疾、徐、横、静、瘦、濡、长、强、衰、结、绝、少、平、揣、鼓、革、劲等,这些脉名在《内经》中出现的次数或多或少,有代表平脉的脉象,也有一形数名的现象。

关于脉象主病,《内经》的论述也很多,可以将其视为这一时期医家临证经验的总结,也成为后世研究继承汉代以前临证实践经验的依据。但是这些病脉主病多以举例的形式来表达,缺乏明确的疾病名称,部分主病也没有详尽的症状描述,多以某脉者,某脉则病进代替。但是《内经》时期病脉的这些缺点在后世医者对其继承的过程中得以弥补,后世脉象的发展正是基于《内经》基础之上。

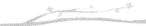

3. 真脏脉

真脏脉是脉无胃气,五脏真气败露,泄越于外,病情危重、难治,预后险恶的脉象。《素问·玉机真藏论》曰:"邪气胜者,精气衰也。故病甚者,胃气不能与之俱至于手太阳,故真脏之气独见,独见者,病胜脏也,故曰死。"又曰:"诸真藏脉见者,皆死不治也。"相似的论述还有"真藏脉见乃予之期日",说明真脏脉的出现则预示胃气衰败,疾病转向凶险。

五脏真脏脉,亦可称为死脉,具体论述见《素问·平人气象论》即:"死心脉来,前屈后居,如操带钩,曰心死……死肺脉来,如物之浮,如风吹毛,曰肺死……死肝脉来,急益劲,如新张弓弦,曰肝死……死脾脉来,锐坚如鸟之喙,如鸟之距。如屋之漏,如水之流,曰脾死……死肾脉来,发如夺索,辟辟如弹石,曰肾死。"这是与五脏正常脉相对应而提出的真脏脉脉形。

《素问·玉机真脏论》中也有对其脉形进行详细的论述:"真肝脉至中外急,如循刀刃责责然,如按琴瑟弦……真心脉至坚而搏,如循薏苡子累累然……真肺脉至大而虚,如以毛羽中人肤……真肾脉至搏而绝,如指弹石辟辟然……真脾脉至弱而乍数乍疏……诸真脏脉见者,皆死不治也。"真脏脉脉象的共同特点就是坚硬而不柔和、急促而不从容、滞涩而不流利。

《内经》认为有无真脏脉可决生死,过于格式化,使这一时期的脉学披上了一层神秘、虚化的色彩,因此多在后世脉学的发展中被淘汰,不再使用,只是作为《内经》时期脉学的组成部分进行理论性研究。

四、《内经》对后世脉学研究的影响

《内经》中的脉学理论对后世中医学脉学的发展产生了深远的影响,后世许多关于脉学论述的著作大部分都在继承《内经》中脉学内容的基础上,并结合所处时代的脉学成果及自身经验发展而成的,如《难经》《脉经》《濒湖脉学》等脉学专著都是对《内经》脉学体系的继承和发展。

1.《内经》诊脉方法对后世的影响

首先是《难经》提出以独取寸口诊法为主要脉诊法。《内经》记载有"独取寸口"脉法,《素问·脉要精微论》中还提出了寸口脉与各脏腑具体相配情况,并把两手寸口脉分为上、中、下三部,相当于后世寸、关、尺,使寸口分为三部并且配属相应的脏腑已经具备了雏形,但此时期"寸口诊法"与遍诊法比较还尚未占主流地位。

发展到《难经》时期，在开篇就明确指出了为何独取寸口，即《难经·一难》曰："十二经皆有动脉，独取寸口，以决五脏六腑死生吉凶之法，何谓也？然，寸口者，脉之大会，手太阴之脉动也。人一呼脉行三寸，一吸脉行三寸，呼吸定息脉行六寸……故五十度复会于手太阴寸口者，五脏六腑之所终始，故法取于寸口也。"各脏腑的生理病理变化均反映在寸口脉上，因此诊察寸口脉象变化即可判断五脏六腑病变。

西晋王叔和所撰写的《脉经》，是我国现存最早的脉学专著，集汉以前脉学之大成，取《黄帝内经》《难经》以及张仲景、华佗等有关论述分门别类，在阐明脉理的基础上联系临床实际而成。《脉经》确立寸口三部脉法，明确了寸口脉三部的具体部位及脏腑分候定位。《脉经》的脏腑定位，历代除大小肠、三焦脉位略有歧议外，一直沿用至今，成为中医脉学诊断学的重要组成部分之一。

东汉张仲景《伤寒杂病论》发展了人迎寸口对比诊法，寸口跌阳对比诊法，以及独取跌阳脉诊法，通过诊察脉人迎、寸口、跌阳三部即可判断病位所在，对重症、复杂病症等大都参诊两处以上的脉象来进行判断，这些都是对《内经》三部九候诊法的减化及发展。《伤寒杂病论》诊治妇人病的论述基于《内经》的"少阴脉"诊法。

《伤寒杂病论》与《内经》同样重视"胃气"，不同的是仲景将诊察胃气具体到诊跌阳脉动，跌阳脉为胃经动脉，诊察此脉可候脾胃之气，测知胃气的盛衰，为临床诊断提供信息。如"跌阳脉迟而缓，胃气如径也，跌阳浮而数，浮则伤胃，数则动脾，此非本病，医特下之所为也"，即因医生误下，伤及正气，邪气内陷，致使脾胃气虚，诊跌阳脉则见虚浮之象。

2.《内经》脉象对后世的影响

《内经》中记载的有几十种脉象，其中一部分在后世医家的实践中被继承下来，并得以规范和发展，不仅包括脉名，还包括对脉形的描述及主病主证，从而逐渐演变形成了当今临床所沿用的二十八种临证脉象。《内经》对脉形缺乏具体描述，后世历代医家依据自己的临床体会进行理解，不尽统一，而《脉经》在此基础上将脉象统一归纳，并进行具体的描述。

《脉经》在《内经》脉象基础上，首次将脉象归纳为浮、芤、洪、滑、数、促、弦、紧、沉、伏、革、实、微、涩、细、软、弱、虚、散、缓、迟、结、代、动二十四种，并

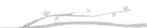

对每种脉象的形态特征作出了比较具体的描述。如《脉经》首卷之"脉形状指下秘诀第一"即对各脉脉形进行了论述,如"浮脉,举之有余,按之不足"等,并对各种病脉的临床意义作出比较详细的论述。至此脉象及脉形得以统一,使《内经》脉学得以发展。

《濒湖脉学》乃明代著名医家李时珍集前世医家之大成撰写而成,其中关于脉象、脉动原理以及四时五脏平脉的论述,就是对《内经》继承和发展。《濒湖脉学》以歌诀形式,依照体状诗、相类诗、主病诗的次序,具体描述了二十七种病脉的形状、部位、频率、节律特征变化及其病证体系。以描述浮脉为例,"浮脉唯从肉上行,如循榆荚似毛轻,三秋得命知无恙,久病逢之却可惊"。短短四句把浮脉的脉位、脉象、临床意义表述得更加清晰。

第二节 《难经》——脉诊理论的重要贡献

《难经》全称《黄帝八十一难经》,又名《八十一难》《八十一问》《黄帝众难经》等,托名于黄帝,旧题为秦越人所撰,成书于《内经》之后,《伤寒杂病论》之前,体例以问答体裁,辑为八十一难。全书阐明《内经》要旨为主,并形成了自己的理论特色,尤其在脉诊方面具有重要贡献,其虽非脉学专著,但其中有关脉诊的专篇论述约占全书的1/4,司马迁在《史记》中说到:"至今天下言脉者,由扁鹊也。"对《难经》在诊脉方面的贡献给予了较高的肯定与评价。其既是对《黄帝内经》脉学理论的发展,又为仲景临床平脉辨证体系的形成奠定了基础。

一、《难经》首倡独取寸口的诊脉方法

寸口诊法并不是《难经》首创和独创的,在《素问·平人气象论》《素问·五脏别论》等篇中均已提到寸口诊法,但《难经》却是首先提出独取寸口,这不仅仅是对中医诊断方法的简化,更重要的是对其诊断思维方法的全新转变,即由遍诊全身脉象以候全身病变转为以寸口、局部的脉象反映全身的整体情况,体现了中医学的基本特点——整体观念。

在《难经·一难》中记载："十二经皆有动脉,独取寸口,以决五脏六腑死生吉凶之法,何谓也? 然,寸口者,脉之大会,手太阴之脉动也。人一呼脉行三寸,一吸脉行三寸,呼吸定息,脉行六寸。人一日一夜凡一万三千五百息,脉行五十度,周于身,漏水下百刻,荣卫行阳二十五度,行阴亦二十五度,为一周也。故五十度复会于手太阴。寸口者,五脏六腑之所终始,故法取于寸口也。"不仅提出了独取寸口的诊脉方法,而且提出寸口诊脉的原理。本难首先强调了"寸口"为诊脉部位,明确脉诊的部位,其次认为寸口是十二经"脉之大会、五脏六腑之终始",并阐释了"独取寸口"的切脉原理:①寸口为五脏六腑气血运行周而复始的重要会合处;②寸口又为肺经原穴,肺朝百脉,五脏六腑之气血都经由肺运行到身体各个部位,故寸口可反映五脏六腑的生理病理状态。同时又明确了呼吸和脉动次数的关系,提出以呼吸定息。该难首倡"独处寸口"的诊脉理论,是对中医脉诊的创新,也被作为中医临床诊查疾病的主要方法一直沿用至今。

《难经》将三部九候确定为寸口诊法,亦是对脉诊的重大贡献之一。《难经》所述三部是指寸、关、尺三部,九候是指浮取、中取、沉取,共九候三部。其中,三部各主人体上部、中部、下部。上部法天,主胸以上至头之疾,即主上焦之病;求索中部法人,主膈以下至脐之疾,即主中焦之病;求索下部法地,主脐以下至足之疾,即主下焦之病。《难经·十八难》曰:"脉有三部,部有四经……手太阴、阳明金也,足少阴、太阳水也,金生水,水流下行而不能上,故在下部也。足厥阴少阳木也,生手太阳少阴火也,火炎上行而不能下,故为上部。手心主少阳火,生足太阴、阳明土,土主中宫,故在中部也。此皆五行子母更相生养者也。"这是运用五行相生规律,阐明两手寸关尺三部分候脏腑的定位及其原理。

关于寸、关尺三部中尺部脉,《难经·八难》阐述尺部可判断体内元气之盛衰。所谓元气,《难经·八难》曰:"五藏六府之本,十二经脉之根,呼吸之门,三焦之原。"《难经·十四难》曰:"所以然者,人之有尺,譬如树之有根,枝叶虽枯槁,根气将自生,脉有根本,人有元气,故知不死。"因此,尺部可认定为先天原气反映之部位,先天之本生后天脾土,土生金,以五行相生之序,形成了人体左右手寸关尺三部所主之脏腑,此规律与中医运气学说中主气的相生规律完全符合:少阳相火→太阴湿土→阳明燥金→太阳寒水→厥阴风木→少阴君火,说明左右手寸、关尺三部脏腑分候与自然界阴阳五行生长规律相吻合。

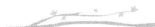

二、以阴阳为纲论述 22 种脉象

阴阳学说认为任何事物都可分阴阳,事物的阴阳属性是相对的。而以"阴阳"为主,解释和说明脉象及脉理规律,是《难经》脉诊的又一重要特点。

《难经》脉诊始终以阴阳为纲,根据其脉位、脉象特点及指力的轻重论述脉的阴阳属性。如《难经·二难》曰:"从关至尺是尺内,阴之所治也;从关至鱼际是寸口内,阳之所治也。"根据寸口分布,论述了寸部为阳、尺部为阴,为临床辨证疾病的阴阳属性提供了依据。《难经·四难》曰:"脉有阴阳之法,何谓也? 然,呼出心与肺,吸入肾与肝,呼吸之间,脾受谷味也,其脉在中,浮者阳也,沉者阴也,故曰阴阳也。"原文首先论述了呼吸上下出入与五脏的关系,继而论述了脉象浮沉的阴阳属性。指出呼气自内而出、由下达上,出于上焦阳分,心肺主之,故脉搏由内至外,浮者属阳,以候心肺;求索吸气自外而入,由上达下,纳于下焦阴分,肝肾主之,故脉搏由外至内,沉者属阴,以候肝肾,从而确定了浮沉为脉象阴阳的两纲。《难经·五难》则以"菽"的重量作为切脉时的指力标准。先轻浮取,然后逐渐加重指力,通过体察皮毛、血脉、肌肉、筋、骨等不同层次的脉象变化,了解肺、心、脾、肝、肾之气的盛衰,这也是《难经》根据脉象以定脏腑部位及阴阳属性的方法之一。

再如《二十难》论及"阴阳伏匿"之脉象,曰:"脉居阴部而反阳脉见者,为阳乘阴也,虽阳脉时沉涩而短,此谓阳中伏阴也;求索脉居阳部而反阴脉见者,为阴乘阳也,虽阳脉时浮滑而长,此谓阴中伏阳也。重阳者狂,重阴者癫。脱阳者见鬼,脱阴者目盲。"《内经》也引入"阴阳"并用以说明脉象的大体分类,而《难经》则具体运用"阴阳"之理,去说明脉象,阐释脉理,在许多方面,或阐《内经》之未发,或较《内经》又有新的认识,产生了更加深远的历史影响。

《难经》中阐述了浮、沉、大、散、长、短、滑、涩、牢、濡、洪、紧、细、微、数、迟、缓、弦、伏、疾、实、结等 22 种脉象及解索、弹石、雀啄、屋漏等七绝脉的论述。脉象的论述始终以阴阳为纲,论述了各脉象与相兼脉的主病,此为后世脉象主病理论有着的重要意义。

三、提出诊脉方法、脉象主病、脉症合参等新认识

《难经·五难》曰:"脉有轻重,何谓也? 然,初持脉,如三菽之重,与皮毛

相得者,肺部也;求索如六菽之重,与血脉相得者,心部也;求索如九菽之重,与肌肉相得者,脾部也;求索如十二菽之重,与筋平者,肝部也;求索按之至骨,举指来疾者,肾部也。故曰轻重也。"提出了运用三菽、六菽、九菽、十二菽、按之至骨五种不同的指力进行切脉的基本指法,以菽豆的多少作为标准以分轻重,从而体察皮毛、血脉、肌肉、筋骨等的脉象变化,以了解心肝脾肺肾五脏气血的内在盛衰变化,后逐渐演变为今天的浮、中、沉三个不同轻重的力度以及不同脉位以候脉象的方法。

《难经》在《黄帝内经》"脉合阴阳"(《素问·脉要精微论》)的基础上,以阴阳为分脉总纲。如《难经·四难》曰:"谓浮、沉、长、短、滑、涩也。浮者阳也,滑者阳也,长者阳也;求索沉者阴也,短者阴也,涩者阴也。"分别从脉位的浅深、脉幅的长短以及脉搏的流畅度 3 个方面来论述脉象特征,为《脉经》以及其后的脉学著作系统整理并为脉象分类命名奠定了理论基础。同时《难经》在《黄帝内经》的基础上进一步讨论了男女脉象之生理性差异,曰:"男子生于寅,寅为木,阳也;求索女子生于申,申为金,阴也。故男脉在关上,女脉在关下。是以男子尺脉恒弱,女子尺脉恒盛,是其常也。"认为生理情况下男子其性属阳,阳气旺盛,其脉象特点表现为寸盛尺弱;求索女性则相反,认为女子为阴,阴血旺盛故而寸脉相对较弱而尺脉偏盛。

疾病的内在病理变化往往是错综复杂的,这就要求我们在临床诊断时要将脉象特征与望、闻、问三诊收集到的病史资料综合分析,全面考察疾病的本质,做到四诊合参,最终才能做出客观而正确的判断。如《难经·十六难》载:"假令得肝脉,其外证善洁,面青,善怒;求索其内证脐左有动气,按之牢若痛,其病四肢满闭,淋溲,便难,转筋。有是者肝也,无是者非也。"本难所言面青、善怒、四肢满闭、淋溲、便难等症状则是通过其他诊断方法所收集到的,要求医者在辨证时要四诊合参,综合分析四诊收集到的病史资料,不能仅见肝之脉就草草断言之病位在肝,亦是后世"舍脉从症"之理论来源。

综上,《难经》虽非脉学专著,但其上承《黄帝内经》,下启《脉经》,对脉学做出了重大的贡献。其内容简洁、篇幅不大,但论述脉诊的内容却十分丰富。全书中专论脉学的部分就有 22 难,加之其他兼论脉学的部分,约占了全书的 1/4。所论脉学内容,包括脉诊的基本知识、基本理论及正常反常脉象等,特别是书中首先提出并基本完成的"独取寸口"的诊脉方法,不论在方法还是理论上,都是对《黄帝内经》脉法的重大突破和超越。

第三节 《脉经》——中医第一部脉诊专著

西晋王叔和总结前人经验,参照并引用《内经》《难经》《针灸甲乙经》及张仲景等有关脉诊的论述,并通过自己的实践和发挥,著成《脉经》一书。这是中医典籍中第一部脉诊专著。该书完成了"独取寸口"脉法,明确提出寸口三关的划分及其分主脏腑,规范了二十四脉及其脉象,开创脉象鉴别之先例,进一步继承和丰富了脉证联系等。《脉经》一方面集汉以前脉学之大成,另一方面系统地规范和完善脉诊体系,成为脉诊史上承前启后的里程碑,它不但对中医学起到推动作用,后来传及海外,对世界医学亦有较大影响。

一、完成"独取寸口"脉法,明确寸口三关的划分及其分主脏腑

《内经》最早记载了"独取寸口"脉法,《难经》在"一难"中又提出"独取寸口以决五脏六腑死生吉凶之法",仲景参以《难经》脉法,对全身疾病主要采用"独取寸口"脉法,但在这些著作中,寸口之寸、关、尺位置尚未完全确立,长度也未最后规定,寸口三关与脏腑配属关系亦欠明确和系统。诸如此类,观点不一,矛盾重重。至《脉经》,王叔和经过认真梳理和研究,基本上解决了上述问题,最后完成了"独取寸口"脉法。

《脉经》关于寸口三关划分和位置,也没有沿袭《难经》之说。如《脉经·辨尺寸阴阳荣卫度数第四》曰:"从关至尺是尺内,阴之所治也。从关至鱼际是寸内,阳之所治也。故分寸为尺,分尺为寸。故阴得尺内一寸,阳得寸内九分,尺寸终始一寸九分,故曰尺寸也。"这里"关"仍是"分阴阳""定尺寸"的界线。《脉经·分别三关境界脉候所主第三》中则又提出新的认识,曰:"从鱼际至高骨,却行一寸,其中名曰寸口。从寸至尺,名曰尺泽,故曰尺寸。寸后尺前名曰关,阳出阴入,以关为界。阳出三分,阴入三分,故曰三阴三阳。阳生于尺动于寸,阴生于寸动于尺。"这就比较清楚地划分了寸、关、尺的部位和各占的长度,即高骨处为"关","关"前为"寸","关"后为

"尺""关""寸"长度各占六分,"尺"长度为七分,共一寸九分。这种规定,至今未变。

关于寸、关、尺分主脏腑,《内经》和《难经》中均有记载,而且差别较大。《脉经》本身对三关分主脏腑也有不同观点,一种与《难经》一致,如《脉经·分别三关境界脉候所主第三》篇曰:"寸主射上焦,出头及皮毛竟手。关主射中焦,腹及腰。尺主射下焦,少腹至足。"另一种是新认识,如《脉经·两手六脉所主五脏六腑阴阳逆顺第七》篇中引用《脉法赞》之文说:"心部在右手关前寸口是也,即手少阴经也。与手太阳为表里,以小肠合为府。合于上焦,名曰神庭,在龟尾下五分。肝部在左手关上是也,足厥阴经也。与足少阳为表里,以胆合为府。合于中焦,名曰胞门,在太仓左右三寸。肾部在左手关后尺中是也,足少阴经也。与足太阳为表里,以膀胱合为府,合于下焦,在关元左。肺部在右手关前寸口是也,手太阴经也。与手阳明为表里,以大肠合为府,合于上焦,名呼吸之府,在云门。脾部在右手关上是也,足太阴经也。与足阳明为表里,以胃合府。合于中焦脾胃之间,名曰章门,在季肋前一寸半,肾部在右手关后尺中是也,足少阴经也。与足太阳为表里,以膀胱合为府,合于下焦,在关元右。左属肾,右为子户,名曰三焦。"同篇又引《脉法赞》的文字概括说:"肝、心出左,脾、肺出右,肾与命门,俱出尺部。"这些引用和观点,本身亦不完全统一,但毕竟是最早明确提出两手寸、关、尺分主脏腑的记载。而且,其后的医学著作,虽有不同说法,但总体上基本是宗于《脉经》之说。

二、规范了脉名、脉象,丰富了脉证联系

《史记》《黄帝内经》《难经》及《伤寒杂病论》均记载许多脉名和脉象,但多杂乱无章,并不统一。《脉经》一书,概括了以往各家观点,在《脉形状指下秘诀》篇中,将众多脉归纳为:浮、芤、洪、滑、数、促、弦、紧、沉、伏、革、实、微、涩、细、软、弱、虚、散、缓、迟、结、代、动二十四脉。《脉经》以后几乎所有的脉学著作中的脉象名称,均以《脉经》二十四脉为基础,有的仅是略做增减更改而已。

《脉经》不仅整理归纳出二十四脉脉名,而且还形象的逐一描述了其指下感觉,规范了脉象。如《脉形状指下秘诀第一》篇曰:"浮脉,举之有余,按之不足。芤脉,浮大而软,按之中央空,两边实。洪脉,极大在指下。滑

脉,往来前却流利,展转替替然,与数相似。数脉,去来促急。促脉,来去数,时一止复来。弦脉,举之无有,按之如弓弦状。紧脉,数如切绳状。沉脉,举之不足,按之有余。伏脉,极重指按之,着骨乃得。革脉,有似沉、伏、实、大而长,微弦。实脉,大而长,微强,按之隐指愊愊然。微脉,极细而软或欲绝,若有若无。涩脉,细而迟,往来难且散,或一止复来。细脉,小大于微,常有,但细耳。软脉,极软而浮、细。弱脉,极软而沉细,按之欲绝指下。虚脉,迟、大而软,按之不足,隐指豁豁然空。散脉,大而散。散者气实血虚。有表无里。缓脉,去来亦迟,小驶于迟。迟脉,呼吸三至,去来极迟,结脉,往来缓,时一止复来。代脉,来数中止,不能自述,因而复动。脉结者生,代者死。动脉,见于关上,无头尾,大如豆,厥厥然动摇。”这里脉象既是继承前人的结果,又有发展前人的迹象。此二十四脉脉象描述的正文之下,多附参考说法。如芤脉正文为“浮大而软,按之中央空两边实”。下有夹行小注说:“一曰手下无,两旁有。”又如弦脉正文为:“举之无有,按之如弓弦状。”小注说“一曰如张弓弦,按之不移,又曰浮紧为弦”。其中浮紧为弦出于仲景,这里王氏既阐明自己观点,又表明不赞同仲景此说的态度。实事求是,已具备相当的科学精神。另外,本篇还提出脉象相类鉴别的内容,即:“浮与芤相类。弦与紧相类。革与实相类。滑与数相类。沉与伏相类。微与涩相类。软与弱相类。缓与迟相类。”《脉经》这些脉规范已成为后世脉法的准则。

《脉经》在其他篇章还专门讨论许多危重脉象,如《平杂病脉》篇中有“脉来乍大乍小,乍长乍短者祟”。《诊三部脉虚实决死生》篇有“三部脉累累如贯珠,长病得之死……三部脉如屋漏,长病十日死。三部脉如雀啄,长病七日死。三部脉如釜中汤沸,朝得暮死,夜半得日中死,日中得夜半死。”《扁鹊诊诸反逆死脉要诀》篇中,介绍了“脉来如弹石,去如解索者死。……脉如虾之游,如鱼之翔者死。脉如悬薄卷索者死。脉如转豆者死。脉如偃刀者死。脉涌涌不去者死。脉忽去忽来,暂止复来者死。脉中侈者死,脉分绝者死。”以后各家对危重脉的描述,皆宗《脉经》之说。

王叔和在《脉经》中继承仲景思想,丰富了脉证联系的内容。如第二卷以独取寸口法具体分析论述各脉的脉象变化及其相关症候治法。第三卷论述了脏腑的主脉主证、季节变化及病脉死脉。第四卷从不同角度讨论了脉象在临床辨证中的实际应用。《脉经》一书载有王脉、相脉、囚脉,也反映出该书的文化局限性。

三、阐述了经络理论

《脉经》全面继承了《灵枢》的经络学说,如《脉经·卷第六》中有大量篇幅论述经脉和络脉的具体循行路线,包括所主病症。其中论述心手少阴经病证的内容最多,如"心气虚则悲,实则笑不休……心中风者,翕翕发热,不能起,心中饥而欲食,食则呕。"《脉经》虽然记载了很多手少阴心经病证,但是无其经脉循行,因为"心者,五脏六腑之大主也……其脏坚固,邪弗能容也……故诸邪之在于心者,皆在心之包络……手心主之脉,起于胸中,出属心包,下膈,历络三焦……其支者,别掌中,循小指次指出其端。是动则病手心热,肘臂挛急,腋肿……是主脉所生病者,烦心,心痛,掌中热。"所以认为"手少阴之脉独无输"。

《脉经》不仅对十二经脉记载详细,对奇经八脉的循行起止及其病证也作了系统总结,如《脉经·卷第二. 平奇经八脉病第四》:"冲脉者起于关元,循腹里,直上至咽喉中……任脉者起于胞门、子户,夹脐上行至胸中……冲之为病,逆气而里急……任之为病,其内苦结,男子为七疝,女子为瘕聚。"

《脉经》对经络理论除了转引《内经》《难经》等主要内容外,还对经络学说予以创新和发展。首先,对经脉脏腑表里相关的理论,从会合部位阐述了它们的密切关系。如《脉经·卷一·两手六脉所主五脏六腑阴阳逆顺第七》中说:"心部在左手关前寸口是也,即手少阴经也,与手太阳为表里,以小肠合为府。合于上焦,名曰神庭,在龟(鸠)尾下五分。"其次,对表里两经同病出现的证候进行了全面阐述。如《脉经·卷二·平人迎神门气口前后脉第二》中,肝胆俱实则出现"左手关上脉阴阳俱实者,足厥阴与少阳经俱实也。病苦胃胀,呕逆,食不消。"肾与膀胱俱虚则出现"左手尺中神门以后脉阴阳俱虚者,足少阴与太阳经俱虚也。病苦小便利,心痛,背寒,时时少腹满"等。第三,将切诊与脏腑经络辨证结合起来以脉论证,并提出针灸原则与方法。《脉经·卷二·平三关阴阳二十四气脉第一》中指出,如"左手关前寸口阳实者,小肠实也。苦心下急痹。小肠有热,小便赤黄。刺手太阳经,治阳。"《脉经》对经络理论的创新和发挥,主要体现在对表里经的会合部位、各经病证、表里经同病出现的证候、脉诊与经络辨证相结合等方面作了详细阐述。

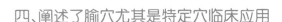

四、阐述了腧穴尤其是特定穴临床应用

王叔和结合自己的临床经验,对人体腧穴作了系统介绍。根据脏腑病变特点选择相应的腧穴治疗。如《脉经·卷二·平三关病候并治宜第三》"寸口脉浮,中风,发热,头痛。宜服桂枝汤、葛根汤,针风池、风府,向火灸身,摩治风膏。""尺脉迟,下焦有寒。宜服桂枝丸,针气海、关元,补之。"等。在卷三中对俞穴、募穴的定位做了详细阐述。如《脉经·卷三·肝胆部第一》:"……肝俞在背第九椎,募在期门;胆俞在背第十椎,募在日月。"《脉经·卷三·肾膀胱部第五》"……肾俞在背第十四椎,募在京门;膀胱俞在背第十九椎,募在中极"等。《脉经》具体阐述了五脏六腑(除心包、三焦外)的俞募穴的定位。

《脉经》不仅在俞募穴的定位、主治及刺灸方法上较《内经》和《难经》有很大补充,而且提出了将俞募穴与五输穴相结合应用的观点,为特定穴的临床应用提供了理论依据。如《脉经·卷六·肝足厥阴经病证第一》"肝病,其色青,手足拘急,胁下苦满,或时眩冒,其脉弦长,此为可治……春当刺大敦,夏刺行间,冬刺曲泉,皆补之;季夏刺太冲,秋刺中郄,皆泻之。又当灸期门百壮,背第九椎五十壮。"这种俞募穴与五输穴相配的临床应用,对后世完善腧穴配伍理论和提高临床疗效颇有益处。因此,王叔和的《脉经》不仅对脉学研究有重大贡献,而且对丰富我国针灸医学的理论宝库起到了重要作用。

第四节 《濒湖脉学》——脉学理论成熟标志

一、李时珍与《濒湖脉学》

李时珍(1518—1593 年),字东璧,晚年号濒湖山人,明代蕲州人,是我国16 世纪伟大的医药学家,被称为"医中之圣"。家世业医,祖父是一个走乡串户的"铃医",其父李言闻(字子郁,号月池)也是当时名医,曾被荐为太医院吏目。李时珍自幼受到祖父和父亲的影响,对医药有一定的兴趣,但因当时民间医生地位低下,生活艰苦,其父不愿李时珍再学医药,希望他参加科举,考取功名,光宗耀祖。李时珍 14 岁时随父到黄州府应试,中秀才而归,17~23 岁又曾三试于乡,均遭落榜,故决心弃儒学医,继承家业,钻研医学。李时珍一生著作颇多,在医药学事业上做出了重大贡献。现流传于世的巨著《本草纲目》,对我国医药学的发展起到巨大影响。它既继承总结了16 世纪以前我国本草的成就,同时也对诸家本草的谬误做了更正,补充了不足,并发现和肯定了很多药物的真正作用。李时珍撰写的《濒湖脉学》《奇经八脉考》等对我国脉学发展也影响深远。

李时珍感其时代的中医脉学存有缺憾甚至谬误繁多,便依其父李言闻所著《四诊发明》及历史上其他多家脉论精华,于明嘉靖四十三年(1564 年)编著成《脉诀》,即《濒湖脉学》。《濒湖脉学》的内容主要有两个部分,前一部分采撷各家论脉的精华,列举了 27 种脉象,其中,同类异脉的鉴别和各种脉象相应的病证都由李时珍编成歌赋,朗朗上口,方便记诵;后一部分是其父李言闻删补南宋代崔嘉彦原著《脉诀》而写成的"四言举要",也是以易懂易记的词法叙述有关脉学的问题。《濒湖脉学》所论述的脉理由博返约,简明切用,无论是在理论知识上还是在临床经验上都对中医脉学有着重要的影响,该书在中医脉学发展史上具有重要地位,已成为学习脉学的必读之作。

二、《濒湖脉学》对前人脉学思想的继承

(一)对《黄帝内经》的继承

1. 脉应四时

"脉应四时"的理论在《黄帝内经》多个篇章中均有阐述。《素问·玉机真脏论》篇对此有"春脉如弦……夏脉如钩……秋脉如浮……冬脉如营"的描述,并对"脉应四时"形成的机制和四时之气"太过"或"不及"所引起的疾病做了论述。《素问·脉要精微论》有言:"四变之动,脉与之上下,以春应中规,夏应中矩,秋应中衡,冬应中权。"《灵枢·禁服》有言:"春夏人迎微大,秋冬寸口微大。"

李时珍《濒湖脉学》对《黄帝内经》"脉应四时"的理论进行了继承和发扬。如对浮脉"三秋得令知无恙"的论述，阐明了常人在秋季出现浮脉为正常的生理变化；数脉有"肺病秋深却畏之"的论述，是表明数脉主有热邪，而秋季燥气最盛，与体内热邪共同为患，愈发耗伤阴液，可令患者病情加重；洪脉"若在春秋冬月分，升阳散火莫狐疑"的论述，确立了治疗原则以指导临床。此外，还有"短涩而浮秋喜见，三春为贼有邪干""长脉属肝宜于春，短脉属肺宜于秋"等论述。

"脉应四时"的理论体现了《内经》"人与天地合一，四时之法成"的整体观念，这也是中医学的基本特色之一；《濒湖脉学》对其充分继承并在主病、治疗等方面进一步发挥，使得《内经》传统脉学理论得以传承至后世。

2. 脏象与脉

"脏象"一词首见于《黄帝内经》。中医学较为系统的脏象理论形成于《黄帝内经》，经过历代医家的研究与整理，逐渐发展成当今中医学的脏象理论体系。《黄帝内经》中脏象理论对脉学的影响表现为对脏腑平脉与病脉的论述，如《素问·平人气象论》有言："夫平心脉来，累累如连珠，如循琅玕，曰心平……心病脉来，喘喘连属，其中微曲，曰心病。"《素问·宣明五气篇》有言："肝脉弦，心脉钩，脾脉代，肺脉毛，肾脉石，是为五脏之脉"等。

《濒湖脉学》对五脏脉分别有弦脉"在人为肝"、洪脉"在人为心"、缓脉"在人为脾"、沉脉"在人为肾"的论述。"血盛则脉滑，故肾脉宜之。气盛则脉涩，故肺脉宜之"表明肾脉和肺脉有滑、涩之象为宜。对弦脉"轻虚以滑者平，实滑如循长竿者病"的描述，阐明了弦脉主肝的平脉与病脉。

3. 脉象与胃气

胃气是人体的气血之源，既是脉象形成的基础，也是形成平脉的条件之一。关于脉有胃气，《灵枢·终始》篇有"谷气来也徐而和"的描述；《素问·玉机真脏论》有言"脉弱以滑，是有胃气"，"弱"为和缓，"滑"为流利，当今判断脉有胃气的标准，即脉象从容、和缓、流利，多源于此。

《濒湖脉学》中缓脉为脾之平脉，也是脉有胃气的表现。书中记载"缓而和匀，不浮不沉，不疾不徐，不微不弱者，即为胃气"，另有体状诗云"欲从脉里求神气，只在从容和缓中"，"神气"即指胃气。可见脉有胃气这一理论在《濒湖脉学》中得以继承和发挥，并影响至今。

4. 平脉与病脉

平脉为正常人的脉象，胃气是平脉形成的基础，并受季节、年龄、情志等因素的影响。《素问·至真要大论》曰："人迎寸口响应，若引绳大小齐等，命曰平。"《素问·平人气象论》中"春胃微弦曰平……夏胃微钩曰平……秋胃微毛曰平……冬胃微石曰平"的论述，表明胃之平脉会随季节变化而表现为不同脉象。病脉是人体在疾病状态下所表现出的脉象，《黄帝内经》中记载的脉象多达数十种，如浮、沉、迟、数、虚、实、滑、涩、毛、钩、营、实、坚、揣、劲等，并对其成因、表现和相关疾病、症状加以论述，为后世中医脉学奠定了基础。

《濒湖脉学》继承了《黄帝内经》的平脉理论，如"阳寸阴尺，上下同等，浮大而耎，无有偏胜者，平脉也""心脉浮大而散，肺脉短涩而散，平脉也"等，对于平脉与季节、年龄的关系也有相关论述。

病脉的论述为《濒湖脉学》的主要内容，其主要继承于王叔和的《脉经》，但二者均以《黄帝内经》为本源。李时珍从自身的临床实践出发，以《扁鹊脉经》《伤寒杂病论》《难经》《脉经》《脉诀》等群书为参考，对《内经》中的脉象以扬弃的思维进行继承与总结，最终在《濒湖脉学》中精简为 27 脉，并加以详细论述，其中部分脉象的描述直接引用《黄帝内经》原文，如洪脉"来盛去衰""紧脉，来往有力，左右弹人手""弦脉，端直以长"等，均出自《素问》。与《黄帝内经》相比，《濒湖脉学》中对病脉的记载和论述更为详细而系统化，对临床更富于指导意义。

（二）对《难经》的继承

独取寸口："寸口"的诊脉方法源于《黄帝内经》，而"独取寸口"的诊脉方法首创于《难经》；《脉经》《濒湖脉学》均继承了寸口诊脉方法，并经历代医家在实践中不断钻研摸索，沿用至今。《难经》"十二经皆有动脉，独取寸口，以决五脏六腑生死吉凶之法"将此法确立，并阐述了此法可行的理论依据，最终得出"寸口者，五脏六腑之所终始，故法取于寸口也"的结论。《濒湖脉学》中论述的脉象皆为寸口脉。

（三）对《脉经》的继承

1. 脉象特征

李时珍《濒湖脉学》中记载 27 脉，其中 24 脉来自于王叔和《脉经》，且在脉象特征的描述上直接引用《脉经》中的相关内容，部分为原文引用，部分则

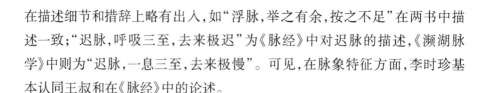

在描述细节和措辞上略有出入，如"浮脉，举之有余，按之不足"在两书中描述一致；"迟脉，呼吸三至，去来极迟"为《脉经》中对迟脉的描述，《濒湖脉学》中则为"迟脉，一息三至，去来极慢"。可见，在脉象特征方面，李时珍基本认同王叔和在《脉经》中的论述。

2.脉象鉴别

相似脉象鉴别在《脉经》中首次出现，在"脉形状指下秘诀"篇中，王叔和提出浮与芤、弦与紧、滑与数、革与实、沉与伏、微与涩、软与弱、缓与迟八组相类脉；在"辨脉阴阳大法"篇中指出："心肺俱浮，何以别之？然，浮而大散者，心也。浮而短涩者，肺也。肾肝俱沉，何以别之？然，牢而长者，肝也。按之软，举指来实者，肾也。"

李时珍将王叔和脉象鉴别这一思想充分继承并加以发挥，在《濒湖脉学》中对每种脉象与其相似的多个脉象进行鉴别，更注重对相类脉象细节上的比较和描述，使每种脉象的特征更为凸显，并以"相类诗"的形式表达，如"浮如木在水中浮，浮大中空乃是芤，拍拍而浮是洪脉，来时虽盛去悠悠，浮脉轻平似捻葱，虚来迟大豁然空。浮而柔细方为濡，散似杨花无定踪"，诗中将浮脉与芤、洪、虚、濡、散五种相似脉的脉象特征进行鉴别，可见《濒湖脉学》对于脉象鉴别，是在《脉经》的基础上进一步发展。

3.三部脉分候脏腑

寸口脉三部分候脏腑，首见于《素问·脉要精微论》，形成了寸关尺配属相应脏腑部位的雏形。《脉经》将这一理论进一步完善并确立，《濒湖脉学》将其继承，并沿用至今。《濒湖脉学》在论述脉象主病方面，便以这一理论为依据，如洪脉主病诗"寸洪心火上焦炎，肺脉洪时金不堪。肝火胃虚关内察，肾虚阴火尺中看"，较为全面地指明了三关所对应的脏腑；实脉主病诗"寸实应知面热风，咽疼舌强气填胸。当关脾热中宫满，尺实腰肠痛不通"，表明上焦头面胸部均为寸部所候，尺部候肾亦可候肠腑。

4.相兼脉主病

临床上，由于疾病的复杂性、多变性，往往会出现相兼脉象，《脉经》在"辨三部九候脉证第一""平杂病脉第二"等章节对相兼脉主病有大量论述，如"寸口脉沉而紧，苦心下有寒，时痛，有积聚""浮洪大长者，风眩癫疾""沉而迟，腹脏有冷病"等。

《濒湖脉学》中对相兼脉主病也进行了阐述。书中所述27脉中的大部分均出现两脉相兼主病,其中以浮、沉、迟、数四种脉象作为相兼脉的纲领脉象。浮、沉脉可候表、里,迟、数脉可候寒、热,即统摄了八纲辨证中的四纲;因此,这四种脉象可与大部分脉象相兼出现,共同主病;也正因如此,《濒湖脉学》中包含了浮、沉、迟、数脉的相兼脉数量较多,如对沉脉相兼脉主病的论述:"沉迟痼冷,沉数内热,沉滑痰食,沉涩气郁,沉弱寒热,沉缓寒湿,沉紧冷痛,沉牢冷积。"此外,书中的缓脉、弦脉等脉象由于其所候病因、证候、症状较多,故与之相关的相兼脉数量也相对较多。与《脉经》相较,《濒湖脉学》在相兼脉主病方面的研究更为深入,在论述上更具逻辑性和系统性,对后世相兼脉的研究具有重要的指导意义。

三、《濒湖脉学》的学术特点

1. 汇集诸家之论

李时珍在著《濒湖脉学》的过程中,继承、参考了众多医家的著作和学说,并将之列举在书中"考证诸书目"中。除了之前提到的《黄帝内经》《难经》《脉经》和《脉诀》外,还有《皇甫谧甲乙经》《玄珠密语》《扁鹊脉经》《千金方伦》《外台秘要》等数十本著作,《濒湖脉学》是李时珍从众多著作中汲取精华而成,其学术造诣可见一斑。

这一特点在《濒湖脉学》中主要体现在对脉象特征的论述方面。中医临床辨脉之时往往"在心易了,指下难明",李时珍不拘泥于一家之言,将不同著作和医家对各脉象特点的论述一一列举,并标明出处,为读者提供更多参考,也令每种脉象的特征更为客观化。读者通过在诸家的描述中撷取共同点,从而使每种脉象的特征更为清晰明朗。例如,对于涩脉脉象特征的论述中,"细而迟,往来难,短且散,或一止复来"出自《脉经》;"参伍不调"出自《素问》,"如轻刀刮竹"出自《脉诀》;"如雨沾沙"为通真子(宋代刘元宾)所言。

2. 脉分阴阳

李时珍《濒湖脉学》中首创以阴阳属性来分类脉象,书中将27脉分为四大类,即"浮、数、实、长、洪、紧、动、促"8脉属"阳","沉、迟、涩、虚、短、微、缓、革、濡、弱、散、细、伏、结、代"15脉属"阴","滑、芤、弦"3脉属"阳中

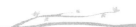

阴"，"牢脉"1脉属"阴中阳"。其分类的依据与脉象本身的特征和其所主证候的性质，即表里、寒热、虚实、阴阳有关。

8种阳脉其脉象特征和主病上均有"阳"的特性，15种阴脉亦同理。从脉象特征上讲，滑脉流利展转，芤脉有浮大之象，弦脉端直应指，三者均属"阳"。而对于这三种脉象主病的论述，《濒湖脉学》中认为滑脉可主"元气衰""诸痰""宿食"，弦脉可主"痰饮""饮癖""寒疝"等，两脉所主的病邪多属"阴"，而芤脉主病多与血相关——"积血""下血""赤淋""红痢""崩漏"等，据此，书中将滑、芤、弦三脉归为"阳中阴"。牢脉的脉象特征在书中有"似沉似伏""牢位常居沉伏间"的描述，可见属"阴"，而牢脉多主寒实，"里有余""疝瘕积聚"等，实证居多，故将牢脉归为"阴中阳"。

3.概括脉象特征

在脉象特征的描述方面，李时珍《濒湖脉学》不仅在书中列举了诸家的学术观点，还将其归纳总结，并撰写成"体状诗"的形式，文体简洁而表达生动，令人印象深刻。如上文提到不同著作、医家对于涩脉特征的描述，李时珍将其概括为"细迟短涩往来难，散止依稀应指间。如雨沾沙容易散，病蚕食叶慢而艰"。

然而，由于《濒湖脉学》对每种脉象的特征描述概括度太高，以及描述方式上对韵律的高度苛求，导致对某些脉象"主病诗"内容的理解可能产生歧义和偏差，需要我们通过结合临床实践来进一步研究与核实。

4.脉症结合辨病证

脉象可以反映出人全身脏腑和精气神的整体状况，临床上可以通过患者的脉象判断其病性、病势、病位，是辨证论治的重要依据。然而，每种脉象所反映的邪正征象往往比较抽象而笼统，难以将疾病进行准确定位，因此在疾病和证候的诊断上，还需要参照脉象出现的部位以及患者的临床症状。

《濒湖脉学》在部分脉象主病的论述方面，既阐述了某种脉象所主的疾病或证型，又通过结合患者的临床表现来进一步诊断出病性、病位，并以"主病诗"的形式简明扼要地表达出来，使病和证的诊断更为精准。如濡脉主病诗中"汗雨夜来蒸入骨，血山崩倒湿侵脾"，同样出现濡脉，通过骨蒸盗汗和妇女血崩两种临床表现分别诊断为阴虚火旺亦或湿邪困脾；再如数脉主病诗中"寸数咽喉口舌疮，吐红咳嗽肺生疡"等。

5. 对长脉、短脉和牢脉论述

李时珍在《濒湖脉学》中系统论述了27脉,其中的24脉是对《脉经》中这些脉象的进一步研究(《脉经》中的"软脉"在《濒湖脉学》中做"濡脉"论)。《濒湖脉学》在《脉经》24脉的基础上增加了长、短、牢三脉,和其他脉象一样,通过描述脉象特征、体状诗、相类诗和主病诗的方式进行详细论述。而这三种脉象也经过后世医家的进一步研究与探索而沿用至今。

四、《濒湖脉学》对中医脉诊的贡献

李时珍所著的《濒湖脉学》对当代中医脉诊学的发展具有重要意义。与古代历朝诸家著书立说、各抒己见相比,当今的中医诊断学已经形成一个较为完整的学科体系,具有较强的逻辑性、客观性、实用性和科学性,其中中医脉诊学为中医诊断学的重要组成部分,它的形成是近现代中医学者对历代与脉诊相关的中医著作、文献进行收集整理,并与临床实践相结合,经过大量研究和临床实践总结,而逐步构建起来。

李时珍在著《濒湖脉学》之时研究、参考了大量的中医书籍,并对其中的脉学内容进行归纳、整理,使《黄帝内经》《难经》《脉经》等历代著作在脉学方面的研究成果得以保留,也使中医的传统脉学思想能够一步步传承下来,沿用至今,继而对当今中医脉诊学的形成起到重要作用。此外,由于其萃集诸家论脉之说,《濒湖脉学》中的脉学内容较为全面而客观,对当代中医脉诊学具有较高的参考价值和影响力。

当代《中医诊断学》中出现的28脉,比《濒湖脉学》多一"疾脉",而对其余27脉在脉象特征和临床意义方面的论述,与《濒湖脉学》中的内容相似度极高,可见当今中医学者在构建中医脉诊学时借鉴了《濒湖脉学》中的脉学内容,可以说,《濒湖脉学》是当代中医脉诊学形成的基础,也构成了当代中医脉诊学的主要组成部分。

《濒湖脉学》中对每种脉象所主的疾病和证候,包括可能出现的具体症状做了详细而深入的阐述。在诊病方面,书中明确指出每种脉象出现在两手寸、关、尺不同部位时可能出现的疾病,充分反映了寸、关、尺三部脉在人体所对应的不同部位,如"寸涩心虚痛对胸,胃虚胁胀察关中。尺为精血俱伤候,肠结溲淋或下红",对临床诊断病位具有重要意义。

　　此外,将脉象和症状相结合共同用于诊病辨证的理念,对于当代中医临床十分具有指导意义。临床上脉象所反映的征象往往较为抽象而宏观,而患者表现出的症状则多样而繁杂,将这两者充分结合起来,共同定位病性、病位和病势,从而使临床辨证更为精准。如数脉主热证,而患者可能出现目赤、咳嗽、失眠、便秘等一系列症状,我们需要将脉象和症状统一起来,判断其可能为肝火上炎、邪热壅肺、心火亢盛、热壅肠腑等证。

　　《濒湖脉学》是一本脉学专著,本书以论脉为纲,贯穿辨病、辨证、治法、治则方面的内容,对中医脉学和临床学的研究具有重要的指导意义。李时珍在撰书的过程中研究、参考了众多医家的著作和学说,使《濒湖脉学》的学术思想更为全面而客观,极具参考价值,可谓"集众家之所言,成自我之体系"。同时,又使源于《黄帝内经》《难经》《脉经》等著作中正统而卓越的脉学思想和理论得以保留和传承,对中医脉诊学的研究和发展具有承前启后的意义,从而对当今的中医学产生深远影响。

第三章
李士懋平脉辨证思辨体系

第一节　国医大师李士懋生平事迹

李士懋(1936—2015年)，山东黄县人，1962年毕业于北京中医学院（现北京中医药大学）。曾任河北中医学院（现河北中医药大学）教授、主任医师、博士生导师，兼北京中医药大学博士生导师，全国第二、三、四、五批老中医药专家学术经验继承工作指导老师，中国中医科学院传承博士后合作导师，国家药品审评专家，2013年被授予"国医大师"称号。

一、精勤求索，苦寒磨砺

李士懋1956年考入北京中医学院（现北京中医药大学）。大学期间师从秦伯未、任应秋、刘渡舟、赵绍琴、耿鉴庭、胡希恕等多位名师。他对中医的认识是从一些临床实例开始的。年幼时，李士懋的母亲患高血压，父友余冠吾先生重用蜈蚣，四服药就治好了，且血压几十年一直很稳定；还有一次母亲下颌关节肿痛，嘴张不开，余先生摸了摸，说是瘀血，予桃核承气汤，两剂而愈；其表妹患骨髓炎，求治于余先生，余先生用药后，小表妹一周内破溃，脓尽而愈，至今已50年未再痛。这些具体实例给李士懋心中种下了中医的种子，他感到"中医确实了不起"，有了学习中医的兴趣。

后来李士懋进入北京中医学院学习，印象至深的是学校三次安排下门头沟煤矿医院实习，有一寒疝病人，他用小建中汤无效，当时的老师孙华士予麻黄附子细辛汤,一剂而愈。这一验案让李士懋领悟到什么是寒邪直中三阴。针灸实习时,杨甲三老师站在自己身旁,亲自指导取穴进针。李士懋毕业实习在北京同仁医院中医科,名医陆石如老师带教,倾心相授,使其受益匪浅。母校的培养,恩师的教诲,给李士懋打下了较扎实的中医根基,更影响着他的一生。

李士懋1962年大学毕业后,分到大庆油田总医院工作。当时正值大庆油田会战初期,几十万人汇集于北大荒茫茫草原,条件艰苦,气候恶劣,尤其小儿发病率很高。医院儿科3个病区,约200张病床,住院患儿多是麻疹、中毒性消化不良、肺炎等,多属温病,病危者常居半数以上,每年仅儿科就有约500人患病死亡。李士懋在儿科任中医专职会诊大夫8年,累计诊次数万。病房的工作,为李士懋积累了大量的临床经验。后来讲课时,他随口举出的病例、宝贵而实用的经验以及刻骨铭心的教训,多是来自那段岁月。

1979年,李士懋调到河北中医学院从事教学和临床工作,曾讲授温病学5年,进行系统理论学习的同时,回顾以往临床实践,认识得到升华。教学的同时,他从未曾间断临床,除定期出诊外,登门求医者无数。由于理论上有了提高,反过来再指导临床,李士懋看病更加自如。

二、溯本求源,平脉辨证

李士懋早期临床对脉诊并不是很重视,但临床中大量的经验和教训,使他独重脉诊的诊疗特色逐渐形成。他深研经典,发现经典的辨证方法就是以脉诊为中心,故言"脉证";他历览脉书,对27种脉象条分缕析,并结合临床详细做了去伪存真的工作。

"我在反复学习和应用《伤寒论》中,有个明显的感觉,倘若我理解了某一方证的脉象,也就悟透了该方证的病机,运用起来就比较有把握,比较灵活,也能够适当化裁、融会贯通,并推广其应用范围。假如对方证的脉理解不透,用起来也就生涩死板,心中没底。我深感脉诊的重要,经长期摸索,逐渐形成了以脉诊为中心的辨证论治方法。"李士懋说。

其实,对脉诊的特别重视和倚重,只是李士懋"溯本求源登堂入室的钥匙"而已,他认为"病机"才是中医人"登堂入室"的目的地。作为一名医生,李士懋有一个愿望,就是治好患者,若治不好时,就苦闷纠结。怎么办?只能苦读经典,博采众长。李士懋仅《伤寒论》的读书笔记,摞起来也有一米高。在50多年读经典、做临床的磨砺中,李士懋形成了自己的思辨体系,就是"溯本求源,平脉辨证"。

本在何处,源在何处?李士懋认为,本在经典,源在临床,《黄帝内经》和《难经》奠定了中医的理论体系构架,是张仲景建立了中医辨证论治这一体系的巍峨大厦。欲溯本求源,就必须悟透张仲景是如何创立和运用这一辨证论治体系的,并从中获得启迪。李士懋指出:"仲景把脉学引进辨证论治体系中,就给这一体系注入了灵魂。使这一体系有别于其他各种只罗列一些症状,呆板的、没有灵气的其他辨治体系。所以,对仲景脉学的求索,就是打开仲景神圣殿堂的钥匙,这正是溯本求源登堂入室的钥匙。"

此外,李士懋进一步强调了脉诊的重要性,他认为,脉诊在四诊中的权重占50%~90%,当居四诊之首,以脉定证,法依证立,方由法出,方无定方,法无常法,谨守病机,圆机活法。凡证,皆有病位、病机、程度、病势四个要素,合为四定,对这四定,脉诊皆具关键作用。

他还认为脉象无假,任何脉象的出现,都有其必然的生理、病理基础,对脉象只存在认识的问题,不存在舍脉从症的问题。以脉解舌,以脉解症,以脉定证。同时,脉诊虽纷纭繁杂,然"大道至简",以脉之沉取有力无力以别虚实。在各论中,对27种脉,皆以虚实别之,并阐明其机制及临床价值。诊脉要明于理而不拘于迹,脉象的一切变化都是气血变动,气血属阴阳,明此理则一言而终。

李士懋勤求博采,善思力行,对中医最核心的辨证论治思考最多,认为辨证论治是中医最关键的问题,也是解决中医异化、西化混乱倾向的重要手段。辨证论治,是直接指导临床诊治的思辨体系,疗效高低,全在于此。辨证论治思想的混乱、萎缩、异化,将直接导致中医疗效的降低、阵地的萎缩,直至面临被边缘化的厄运。李士懋在毕生苦苦求索中,提出平脉辨证思辨体系,这个体系是以证为核心,在望闻问的基础上,以脉定证;脉是平脉辨证思辨体系的灵魂。以证为核心,以脉为灵魂,就可以驾驭百病,因而百病一也。

2014年9月,李士懋应邀赴广州参加登革热中医治疗方案修订。他声明自己从未见过登革热,要求先看看患者,第一天上午就到病房和ICU室看了十几位危重患者,并针对三例患者开了附子理中汤。该医院还有艾滋病病房,李士懋说自己也从未见过艾滋病患者,要求借机诊断了解一下艾滋

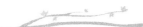

病。其中一位年轻小伙高烧逾月不退,且右小腹有脓肿,痛不可触,卧床不起,李士懋诊后开一补中益气合理阴煎方。第二天又到病房复诊,三例服附子理中汤者,皆体温下降,症状减轻,而那位艾滋病患者,体温明显下降,且疼痛减轻,可以下床。据此,在讨论登革热治疗方案时,李士懋提出增温补一法,得到与会专家认可,并在最终公布的登革热治疗方案中得到体现。

李士懋不囿于常法,而是以平脉辨证思辨体系来驾驭百病,以证为核心来辨治百病,故能于常中知其变。在李士懋看来,理论的价值在于指导实践,能熟练应用中医理论去指导实践,就可超越经验的局限。而他以脉诊为中心,首分虚实,法无定法,方无定方的诊疗特色,是多年临床经验的总结,是溯本求源、回归经典的选择,是以不变应万变“无为而治”的最高境界。

三、有教无类,传承有方

脉诊的深入学习必须从师,指下的感觉和书本上脉象的对应,中间需要一个媒介,这就需要老师的指点。为使学生较快地掌握辨证论治方法,李士懋坚持每周上一次大课,系统讲解其积毕生之力所著的《溯本求源、平脉辨证》《脉学心悟》《温病求索》《冠心病中医辨证求真》等。每周讲一次,每次讲2~3 h,连续讲了3个学期。学校的本科生闻讯,也都纷纷赶来听课,授课教室只好由小变大,最后干脆在大阶梯教室进行。通过系统讲授,学生们对所学的中医知识融会贯通,理论水平有了较大提高。

在系统讲解、传授真经的同时,李士懋还结合实际病例随时讲解。这些即兴讲解,往往是李士懋的灵感闪现,蕴含着他数年的临证体悟。如“亚革脉”“寒痉汤”的命名、补中益气汤加大补阴丸的应用标准等,都是即兴所得,学生们把这些内容记录下来称之为“零金碎玉”。

为使学生尽快掌握这些要素和思辨方法,李士懋对学生所写的每一篇学习心得、临床体会、临床病案、学术论文,都认真朱批、圈优勘误,有的批语多达数百字。除口传笔授外,李士懋还经常手把手地教他们哪个是火郁脉、哪个是寒痉脉,什么是涩脉、什么是劲脉……学生们通过反复体会脉力、脉位,以及左右手及寸关尺脉象的异同,很快掌握了李士懋脉诊的独特手法。

五段教学法是李士懋传承模式的核心。传承中的第一阶段是半年到一年,跟师出诊,熟悉脉诊和老师看病的方法。第二阶段,学员独立诊治,老师把关。第三阶段采用《经方实验录》法,学员互为老师,相互批改,最后老师把关。第四阶段是撰写总结。第五阶段是轮流讲课。

这种方法实质是以问题为中心的教学法,诊治每个病人,都要对每个症状体征做出解释,都要确定其性质、病位、程度、病势,都要立法、选方、用药。一系列问题,都要努力做出正确的回答,来不得半点虚假。老师要在众目睽睽之下进行分析判定,指出其是非优劣,并讲出道理。老师给学员打分,而患者的反馈是给老师打分。所以在这个过程中,李士懋倍感压力。这种传承法,比跟师三年,抄方三年的传统传承模式,要学得快,学得扎实。而传承过程,也是教学相长的过程。经过两年多的传承,学员诊治与老师的符合率可达90%以上,学生们进步很快。

四、谦谦君子,退而不休

李士懋教授为人正直,是性情中人。他对学校的普通员工、年轻教师都非常尊重,经常和他们下棋、聊天;对生活也从不讲究,穿了多年的衣服,还舍不得扔掉。被评选为国医大师后,鲜花掌声随之多起来,但他却说,以前我是"李老头",现在我还是"老李头",继续看病,继续授徒。因为人随和,李士懋在河北乃至全国都是有名的好人缘,到他家串门的有老有少,来了都很随意,没有拘束感。有人因病求治,甚至来家中看病,他也从不厌烦。不管自己是吃着饭,睡着觉,有患者敲门求诊,他每次都是悉心诊治。

李士懋从不排斥民间医生,常说不一定大学教授医术就高,真正高手在民间。他讲课时常举的一个例子就是他曾治疮疡不愈,后来民间医生用羊屎研碎外敷而愈。他常引用章太炎的一句话,"不贵儒医,下问铃串",要求学生要多向民间中医学习绝技。

退休后,李士懋埋头著述,先后著成16部学术著作。《脉学心悟》《濒湖脉学解索》是脉学阐微的专著,见解独到,曾被《中国中医药报》连载;《相濡医集》汇编既往之论文、医案,是"李士懋夫妻一生之足迹"的总结;《温病求索》是对温病的见解;《汗法临证发微》《火郁发之》是对治法的探微;《平脉辨证经方时方案解》是对常用方剂的解读;《冠心病辨治求真》《中医临证一得集》《平脉辨证传承实录百例》是验案实录,示人以巧;而李士懋最为看重的是反映他临床思辨的著作《溯本求源、平脉辨证》,此书是李士懋"独重脉诊、胸有全局"思想的体现。其中《冠心病中医辨治求真》获2009年度河北省中医药学会科学技术一等奖。

第二节　平脉辨证思辨体系的基本架构

平脉辨证思辨体系的核心是平脉,平脉的目的是证。证是一个疾病发展过程中某一阶段的病理总和,也是论治疾病的依据。李士懋教授认为一个证的完整诊断,要有四个要素即病性、病位、疾病的程度和疾病发展变化的趋势。李士懋教授简称曰:"四定",即定性、定位、定量和定势。而在明确诊断的过程中,脉诊起着非常重要的甚至是决定性的作用。如寒凝证的诊断标准中,李士懋教授提出了三个重要指征:"一是脉沉弦拘紧,称之为痉脉;二是疼痛;三是恶寒。依其在辨证中的权重划分,脉占80%,疼痛占10%,恶寒占5%,其他舌症、体征、症状等可占5%。"可见脉诊在辨证中的重要作用。

一、以脉定病

疾病的性质无非寒热虚实。《金匮要略·胸痹心痛短气病脉证并治第九》有云:"师曰,夫脉当取太过不及,阳微阴弦,即胸痹而痛,所以然者,责其极虚也。今阳虚知在上焦,所以胸痹心痛者,以其阴弦故也。"阳气虚于上,阴寒上乘是导致胸痹心痛的原因,乃因脉阳微阴弦,故而知之。再如火郁证,李士懋教授说:"不论内外妇儿哪科疾病,只要是脉沉而躁数,那火郁证的诊断就基本成立,临床上就可考虑用升降散治疗。"

受李士懋教授启发,其徒曾治一例扁平疣患者,男,19岁,高三学生,2013年3月15日初诊。面部扁平疣,多而密集,严重影响面容,想报考军校又怕因面部原因不能被录取而求诊。脉弦滑数,追问患者还有无其他不适,仅诉天热时头痛。二便正常,食可眠安。证属郁热,法宜火郁发之,方宗新加升降散,处方:蝉蜕8g、姜黄9g、栀子12g、薄荷(后下)5g、僵蚕12g、生大黄8g、连翘15g、淡豆豉9g。上方加减,共服20余剂时扁平疣变萎,约服60剂左右,面部疣全部脱落,当年顺利被中国人民解放军第二军医大学录取。未跟师前,治扁平疣多是求之于秘方、验方,或专病专方等,有时也不知疗效如何。跟师后治病皆以脉为中心,大大开拓了中医思维,已不再拘泥于数方数法,临床疗效大增,求诊者日渐增多。此案脉滑数为热盛,弦主郁,故从火郁论之,治以李士懋教授的新加升降散,谨守病机,坚持治疗而愈。

二、以脉定位

定位,即确定疾病的病位。也主要依靠脉象,并结合经络脏腑的症状来判断。如寸部脉象有改变,又出现心经的症状,则可判断病位在心;如若出现肺经症状则可判断病位在肺。张仲景辨证论治脉诊体系中非常重视以脉定位,脉诊具有较症状更为准确地反映病位的作用。《伤寒论》中大量地运用了脉诊以精准判断病证部位。《伤寒论》以脉定位内容中,表里定位是最为丰富的一个方面。虽然表里定位略显粗疏,但也确是指导治则与用药的重要纲领。此中基本规律便是浮脉主表、沉脉主里。张仲景在以脉定位的思辨中,不是僵化固定的,而是以动态变化的观念随时据脉之变化判察病位之转移。体现了其以脉定位中的动态观念。《辨太阳病脉证并治》151 条:"脉浮而紧,而复下之,紧反入里,则作痞。按之自濡,但气痞耳。"脉浮而紧,是太阳伤寒的主脉,应该用辛温发汗法以解表,反而使用下法,势必表邪内陷而发生变证。所谓"紧反入里",就是对误下前后脉象变化的动态描绘,也是对误下致痞病机的动态描绘。"紧反入里"指脉由浮紧演变为沉紧,浮紧是因正气御邪而搏于表,沉紧则标志着邪已内陷而结于里。紧主邪结,不专主寒邪。从脉紧的由浮变沉,因知邪由表内陷结滞于里而成痞证。以脉之动态变化定病位之传变。李士懋教授善于总结这些理论以指导临床辨证,尤其是对于准确判断病位所在而有的放矢,使药至病所而直捣病巢,提高临床疗效。

三、以脉定量

早在《黄帝内经》中就有据脉象对病证的轻重程度进行判断的思维方法和具体论述。如《黄帝内经》对浮、沉、滑、涩、弦、濡等脉象,都委以微、甚、悬绝三个量级;《素问·平人气象论》谓:"春胃微弦曰平,弦多胃少曰肝病,但弦无胃曰死。"张仲景在《伤寒论》中继承了《黄帝内经》的这一成就,而且将其发扬光大。诊脉时不仅分辨是何脉象,而且非常注意体察该脉象的不同程度。

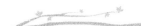

分析出脉的程度,自然也就能够据脉以候证情的轻重、趋势等重要病机因素。这种对脉象的直接量值描述,虽属朴素的模糊数学概念方法,但无疑体现了中医学量值辨证的合理内核。

李士懋教授在融会贯通古代医籍经典的基础上进一步论述了以脉定量重要性和可行性。他指出:"疾病的轻重程度是个既模糊又必须加以明确的概念。说它模糊,是因为难以量化;说它确切,是指医者必须明确病情的轻重,以指导用药治疗。"比如肺热咳喘患者,石膏是用 10 g、30 g 还是 50 g,必须要准确,病重药轻不行,病轻药重同样也不行。李士懋教授认为:"疾病的轻重程度也可以从脉上来判断,如脉数为有热,越数实有力热就越重,反之则热轻。"

四、以脉定势

疾病发展变化的趋势大致有三种情况:一是疾病向愈;二是邪正相持,不好不坏;三是病情加重恶化。疾病是不断变化的,而要掌握疾病的各种动态变化,最直接、最灵敏的指标就是脉。它往往先于症状或体征而出现变化,因此欲了解疾病的发展变化趋势,就必须了解和掌握脉的变化。

中医认为,在疾病的发生、发展过程中,证候是不断变化的,也就是说在治疗某一疾病过程中,证治方药是不断发展变化的,而非一方到底,这就是中医的恒动观,是中医理论特色之一,也是中医人必须遵循的法则,恒动观指导着辨证论治的始终。那么如何确定疾病的变化呢?李士懋教授认为:变化的原则是"谨守病机",而确定病机的关键是脉。《伤寒论》第四条"伤寒一日,太阳受之,脉若静者,为不传。颇欲吐,若躁烦,脉数急者,为传也"。传变与否的重要标志是脉。仲景在治疗变证时明确提出"观其脉证,知犯何逆,随证治之"的原则,把脉放在证的前面,足见其对脉的高度重视。

李士懋教授常讲起他的恩师秦伯未先生曾说过的话,"一个医生要能守善变,这是一个医者成熟与否的重要标志。守得住就是在治疗疾病的过程中一时未见疗效,而只要病机未变,就要守原方不变,而不可一时不效,频频换方,转致越行越远,终致医者不知何从,病愈难矣。"善变就是病机变了,证候变了,就要及时更改处方。而守与变否的依据是脉。脉变则证变,法亦随之变。脉不变则证未变,法亦不变。仲景在《金匮要略·痰饮咳嗽病脉证并治第十二》详细记述了服小青龙汤后的变化,由小青龙汤到茯苓桂枝五味甘草汤,再变化为苓甘五味姜辛汤、苓甘五味姜辛夏汤、苓甘五味姜辛夏杏汤,最后是苓甘五味姜辛夏杏大黄汤。看完这则记录,不禁令人拍案叫绝。

中医辨证论治具有灵活性,决非一方到底,效亦更方,变方与否的依据是疾病证的变化。这正充分体现了仲景"观其脉证,知犯何逆,随证治之"学术思想。李士懋教授正是继承和发扬了中医这一学术精髓,形成了平脉辨证思辨体系。

第三节　平脉辨证思辨体系的临证策略

国医大师李士懋教授重视研习中医经典,重视中医发展创新,倡导"溯本求源,平脉辨证"学术思想,对脉学、汗法、伤寒、温病、疑难杂病、急症等都有其独的到见解。

一、论诊病重脉诊

李士懋教授在四诊中非常重视脉诊,认为治病不效的主要原因在于辨证不清。要想辨证清楚,就必须提高四诊的水平,而提高四诊水平的关键则是提高脉诊的水平。他指出:"在纷纭变幻、错综复杂的临床表现中,如何探求其本,寻觅其真谛,关键在于脉诊。"

李士懋教授在张仲景"平脉辨证"和其他脉学大家思想的启悟下,积数十年临证经验,编写出版了《脉学心悟》和《濒湖脉学解索》两本脉学专著,创立了以脉诊为核心的辨证论治体系,即脉诊辨证大纲说、虚实脉诊大纲说、气血脉理大纲说。①脉诊辨证大纲说,中医所有疾病都要先诊脉,把诊脉作为诊断病证的入手点和切入点,然后结合其他三诊,从而明确病因病机,进而选方用药。②虚实脉诊大纲说,指在切脉时首先要认真地体会脉象沉取是有力还是无力,明确该脉是虚脉还是实脉,即明确该证是实证还是虚证。在此基础上,再结合其他脉象分析病证的表里寒热、病性病位及预后转归。③气血脉理大纲说,从气血出发去分析脉象产生和变化的原理,可不为纷繁复杂的脉象所迷惑,从而执简驭繁地掌握脉诊。

李士懋教授对每个具体的脉诊都有独到的且创新性的认识,例如提出

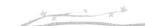

了浮脉未必主表证、沉脉未必主里证、数脉未必主热证、迟脉未必主寒证、弦脉未必主肝胆、紧脉未必主寒证、涩脉未必主瘀血等新学说，纠正了不少传统脉学的认识误区，对临床实践具有重要的指导作用。

二、论三法重汗法

张从正主张用汗、吐、下三法攻邪已病。李士懋教授发扬了张从正的学术思想，扩大了辛温发汗法的治疗范围。他不仅用辛温发汗解表法治疗实寒证，也用于治疗虚寒证。他指出："关于发汗法的应用范畴，一般多停留在'外感表证当汗''汗法可以解表'这一较粗浅、较局限的层面。实则表证、里证、虚实相兼证及阳虚阴凝者，皆可用。"提出了辛温发汗法治疗寒凝或寒湿凝滞证的三个诊断要点：一是痉脉，二是疼痛，三是恶寒。疼痛可见头痛、牙痛、胸痛、胃痛、腹痛、身痛、关节痛、痛经等各种疼痛；恶寒可见患处怕冷、怕风、不温或冰凉、遇冷或阴天病情加重等；痉脉可见脉象沉弦拘紧。

李士懋教授擅长化裁经典名方作为辛温发汗的基础方，如麻黄汤、小青龙汤、九味羌活汤、桂甘姜枣麻辛附汤、桂枝去芍药加附子汤、干姜甘草汤、苏子降气汤、定喘汤、理中丸、吴茱萸汤、乌梅丸等。将张仲景桂枝汤连续服药取汗法、啜热稀粥助汗两法发展为辅汗三法：一是啜热稀粥，二是连续服药，三是加衣盖被；将张仲景桂枝汤孜孜以求汗解的方法发展为测汗法，用来判断疾病的转归：临床如见正汗，如微微汗出，遍身皆见，持续不断，汗出脉静身凉，则病情向愈；见邪汗，如大汗如雨，局部汗出，阵阵汗出，汗后脉不静身不凉，则病情恶化。

三、论伤寒重阳虚

外感风寒多兼内伤。外感风寒之邪侵袭机体往往是在内伤的基础上发生的，内伤有火热、湿热、寒湿、食积、宿便、痰邪、饮邪、瘀血、气虚、血虚、津亏、阴虚、阳虚等因素，故外感风寒侵袭机体后转归千变万化、纷繁复杂。内伤阳虚证是外感风寒发生的重要原因。外感风寒侵袭固然可以损伤机体阳气，但过用辛凉苦寒药物、滥用抗生素、过食寒凉食物等导致的临床内伤阳虚证更为多见。内伤阳虚证一旦形成，正气虚馁，容易招致外来寒邪的侵袭。李士懋教授推崇张仲景《伤寒论》六经辨证，重视阳虚、阳虚水饮、阳虚痰阻、阳虚寒湿证、阳虚血瘀、阳虚食积、阳虚便结等病证的研究与应用,强调"整部《伤寒论》是以寒伤阳为主线,以固护阳气为宗旨,'留得一分阳气,便有一分生机',因此,《伤寒论》中温阳救逆之方尤多"。

李士懋教授重视用温阳法治疗急、慢性疑难杂病,如应用麻黄附子细辛汤治疗阳虚外感、寒凝肝脉之寒疝、头痛、寒痹等病证;应用四逆汤、参附汤加减治疗阳虚疹陷、麻疹难出等病证;应用小青龙汤治疗阳虚水饮咳喘和咽喉噎塞感等病证;应用吴茱萸汤治疗厥阴头痛、厥阴寒疝、妊娠呕吐、疟癖、肝虚胁痛等病证;应用乌梅丸治疗厥阴寒热交作、奔豚、行经头晕呕吐等寒热错杂病证;应用温肝益气、疏肝健脾法(基本方:炮附片、淫羊藿、巴戟天、黄芪、当归、白术、茯苓、柴胡、麦芽)治疗慢性乙型肝炎。

四、论温病重火郁

温病学是以叶天士为代表的众多医家共同创立的学说,因而各执一说,相互岐见。例如,叶天士创卫气营血传变、吴鞠通创三焦传变、柳宝诒创六经传变、吴又可创九传学说、薛生白创正局与变局等,这些传变规律给后世医家带来了不少困惑和争论。

李士懋教授创立了以郁热为温病本质的新理论体系,首次明确指出温病的本质为郁热,而且郁热贯穿温病的始终,认为"本病的本质是郁热,不论新感温病、伏气温病、温疫、湿温化热,还是温病卫、气、营、血、三焦等各个传变阶段,只要有热邪存在,其本质概为郁热"。

李士懋教授认为,火郁的典型脉象是沉而躁数。脉何以沉?因郁热的重要病理改变是气机郁结,气血被束不能外达以鼓荡血脉,故而脉沉。他善用清、透、滋三法治疗温病,并把透作为三法的核心,在升降散的基础上合以栀子豉汤创制新加升降散(僵蚕、蝉蜕、大黄、姜黄、栀子、淡豆豉、连翘、薄荷)治疗郁热。八味药物相互配伍,外透内清,上宣下泄。

五、论疑难重痰瘀

现代临床疑难杂病的特点与中医痰证和瘀血证有相似性:病种多样、病情较重、症状纷繁怪异、治疗困难棘手、病程迁延、康复缓慢、反复发作。现代疑难杂病有痰邪为患,有瘀血为患,但临床最为多见的却是痰瘀互结为患。痰证日久,阻滞经络,导致瘀血;反过来,瘀血日久,阻滞经络,也可导致痰湿阻滞,最终形成痰瘀互结之证。

李士懋教授认为,痰证诊断以滑脉为主,结合形体肥胖、头面目胞肿胀、皮下颗粒或绵软包块、头昏沉重、眩晕耳鸣、失眠惊悸、恶心呕吐、胃脘痞满、口不知味、肠鸣腹泻、手足麻木、舌胀麻木、舌苔浊腻等症状,即可考虑为痰证。

李士懋教授提出,瘀血证无定脉,虽然典型的瘀血脉象为涩,但又不可以未见涩脉而否认瘀血的存在。随瘀血阻塞的程度不同,脉亦异。无论瘀血证表现为涩脉,还是弦、细、滑、迟等脉象,都是瘀血闭阻气机的表现。结合刺痛夜剧、癥瘕痞块、口唇干燥、面色黧黑、肌肤甲错、两目暗黑、毛发焦枯脱落、唇甲色暗、小腹硬满急结、舌暗瘀斑瘀点等症状,即可考虑为瘀血所致。

临证李士懋教授常用导痰汤加减治疗痰证,应用抵当汤、抵当丸、下瘀血汤、鳖甲煎丸、血府逐瘀汤、少腹逐瘀汤、补阳还五汤等治疗瘀血证,常用导痰汤合桃红四物汤加减治疗痰瘀互结证。

六、论抢救重急症

李士懋教授认为,中医短板在急症。由于现代医学的迅速发展和中医本身对急症研究的忽视,导致中医在治疗急症方面处于劣势。实际上中医在长期与急危重症作斗争的过程中积累了丰富的治疗经验。李士懋教授认为,中医经典论著中有大量关于流行病的文献,是中华民族治疗急性病的宝贵财富。中医治疗流行性乙型脑炎、外感、流行性出血热等成功案例,亦再次证实了中医善治急性病的论断。中医治疗急症的经验亟待整理与发扬,例如,张锡纯善用山萸肉敛元气以救脱,其所描述的脱证与现代医学的低血容量性休克和心源性休克的临床表现相似。李士懋教授在临床实践中对真气外越的脱证患者采用重剂山萸肉浓煎频服,常取得满意疗效。

李士懋教授强调,中医急症学的研究要善于借助现代科学技术手段,例如,他将山萸肉有效成分分离提取制成山萸肉注射液,应用家兔失血性休克和家犬心源性休克模型开展实验研究,从内分泌、免疫、神经递质、酶学、细胞因子、基因表达、钾钙离子调节、线粒体、心肌细胞培养、血流动力学等多侧面、多层次开展了广泛研究,为张锡纯"肝主脱和山萸肉敛元气"说提供了现代实验依据,为中医应用山萸肉开展急症工作奠定了现代药理学基础。

李士懋教授在临床积累了很多治疗急症的经验。例如,应用四逆汤、参附汤加减成功抢救阳虚疹陷、麻疹不出的急危重症患儿;单用四逆汤浓煎频服成功抢救重度消化不良伴见呕吐腹泻剧烈、手足厥冷、神志昏聩急危重症患儿;应用艾灸灸神阙、关元、气海穴成功抢救中毒性痢疾见心跳、呼吸、血压、脉搏皆测不到、全身冰凉的急危重症患儿;应用新加升降散加减成功治疗急性高热病症;应用清瘟败毒饮加减治疗血小板减少性紫癜、再生障碍性贫血等血液系统急危重症;在西医重症监护的支持下,用清瘟败毒饮加减成功抢救大叶性肺炎、心包积液、呼吸循环衰竭等急危重症。

第四节　气机理论在平脉辨证思辨体系中的应用

李士懋教授受到"百病生于气"的影响,十分重视人体气机对全身生理功能与疾病发生发展产生的影响,所著论述中常可见到对气机失调为病的理论阐述、诊断思路及治疗经验。总结李士懋教授对气机失调病因病机的认识、对气机失调致病的诊断特点以及对气机失调致病的临证治疗,可以更好地对李士懋教授"溯本求源,平脉辨证"的学术思想与临床经验理论进行传承与发扬。

一、气机概论

中医所讲的"气"最早来源于我国传统哲学思想,其指的是形成宇宙的基本物质,存在于整个世界的任何物质当中,此后由于"阴阳"概念的提出,使得气的概念得以扩展,哲学家们根据气的不同状态和运动规律将气分为阳气和阴气,阳气主动、主升、主热,阴气主静、主降、主寒。并且自然中的阴阳二气不停地进行交感运动,这种运动的结果产生了万物,《论衡·自然》云"天地合气,万物自生",故气的运动是万物产生和发展的条件。

气机即是指气的运动,天地间气的运动变化维系着自然界环境的平衡,同样也影响了人体之气的运动。《读医随笔》云:"升降出入者,天地之体

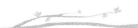

用,万物之橐籥,百病之纲领,生死之枢机也",气的运动变化不仅是天地的规律更是人体生老病死的枢机所在。其在人体中主要方式为升降出入,升能升发清阳,降能排出糟粕,出能滋养皮肤孔窍、防御外邪,入能充养脏腑、摄入营养,四种运动趋势处于平衡状态则人体为正常生理状态,故《素问·六微旨大论》"升降出入,无器不有。故器者,生化之宇。"

阳气者,若天与日,人身之脏腑经络、孔窍、肌肤乃至毫毛,皆赖阳气之温煦充养,须臾不可离。人体之阳气被李士懋教授形象比作离照当空,乾坤朗朗,阳气周布,则邪无可藏匿。阳气者,精则养神,阳气昌则思维敏捷、肢体矫健、耳目聪慧、脏腑组织功能强盛、抵抗力强等。阳气不足或失于敷布,则生机萧索,一切功能皆低下。

李士懋教授熟读经典,所著书籍中不乏对经典的真知灼见,并以中医经典指导临床实践,提出了"平脉辨证"思辨体系,其内涵广阔、见解深刻、理论系统,能够较为容易地被医者所学习、理解、实践,故李士懋教授的学术思想受到了业内同行的大力推崇。"平脉辨证"思辨体系中"理法方药"环环紧扣,对诊断疾病、分析病因病机、遣方用药等方面都有独到的见解。李士懋教授尤善于通过脉诊统领望、闻、问三诊对患者疾病的病机进行分析,以虚实为纲对疾病的证型进行分类,使得纷繁复杂的疾病诊治变得简单明了。

李士懋教授指出阳气之敷布是一复杂过程,五脏六腑在人体气机的变化中起到了不同的作用。

肝主升,人身阳气靠肝来升发,若春天阳气升,大地春回,生机勃发。只有春之阳升,才有夏长、秋收、冬藏。肝的功能甚广,凡人之气血运行、饮食消化、精神调畅津液敷布、冲任调和、气机升降出入,皆赖肝之疏启敷和。肝为阴尽阳生之脏,肝阳始萌未盛。若肝阳馁弱,春阳不升,人则生机萧索萎顿,故经云:"肝为罢极之本。"罢者疲也,困倦乏力由生。

心主血脉,血脉的功能正常发挥需要血的充盈和气的鼓荡,其运动周行全身,环流不休,如环无端。脉当和缓通畅,气血方能调达。正常之脉,当从容和缓。脉欲从容和缓,全赖气以煦之,血以濡之。故《血证论》中云:"气冲和条达,不致郁遏,则血脉得畅。"

脾胃为人体之中焦,其上为阳、下为阴,脾土居中,斡旋一身之气机。脾胃代表着整个气机运动的核心枢纽,脾升胃降而使水谷之气能够生成并充养全身。

肺作为相傅之官而主一身之气,《素问·经脉别论》曰,"肺朝百脉,输精于皮毛""上归于肺,通调水道,下输膀胱",其能够调节气的运动而帮助心主血脉的功能、宣发肃降而进行呼吸作用、将由脾胃运化后的水谷精微布散于周身、通调水道而将水液运输至膀胱,肺气在人体之气的运动之中起到了很关键的作用,故《医门法律》云:"肺气清肃,则周身之气莫不服从而顺利。"

阳气根于肾,肾乃元阳元阴所居。只有肾的气化功能正常,人体气机才能畅达于周身,从而水精四布、五经并行,发挥出各种生理功能。《灵枢·本藏》曰:"肾合三焦膀胱,三焦膀胱者,腠理毫毛其应。"肾中阳气通过三焦、腠理敷布于全身,直达于毫毛,而使皮肤腠理发挥出其功能。

而气机之通路的畅通是气机畅达的另一重要条件,其通路主要有三焦、腠理、玄府等。《难经·六十六难》曰:"三焦者,原气之别使也,主通行三气。"三气指宗气、营气、卫气而言,亦即真气。理者,《金匮要略·脏腑经络先后》篇曰:"腠者,是三焦通会元真之处;理者,是皮肤脏腑之文理也。"玄府,刘河间称之为"谓气液出行之气道纹理也。玄府者,无物不有,人之脏腑、皮毛、肌肉、筋膜、骨髓、爪牙,至于世之万物,尽皆有之,乃气出入升降之道路门户也。"

可见清阳之气,主宰于心,根源于肾,生于脾胃,治节于肺,升发于肝。因而人体气机的条畅,涉及五脏六腑的有序工作配合,故李士懋教授在临床中对于气机失调为病的诊治中十分重视各脏腑功能的正常与否,以其作为调畅气机的切入点。

李士懋教授对于人体生理上气机的表现认识十分深刻,故在病理方面的论述中,常以虚实为纲,对人体的气机变化进行分析诊断,使得气机理论在不同情况下的应用更加细致与全面。针对各种虚实病机对人体气机产生的影响及造成的疾病,李士懋教授常以气机的条畅作为主要目标进行调节。李士懋教授几十年的临症中对于疾病诊断有独到见解,并结合经典的论述形成了平脉辨证体系中诊断理论。李士懋教授对于气机的调节亦是根据虚实为纲统御全程,其实者主要以"祛其阻遏、展布气机"为纲,虚者以"培元固本、燮理阴阳"为纲,在治疗疾病的方法上更加成体系,从而形成了如广义汗法、火郁发之等特色学术思想与治疗方法以及各类方药的应用指征。

二、李士懋教授对气机失调病因病机的认识

当人体邪实正虚时,均会导致气的运动变化发生阻碍,出现气机的郁滞,进而发生疾病,故在治疗中,当时时顾及气机,《素问·五运行大论》说"气相得则和,不相得则病"。常见的致病原因如七情内伤、外感邪气、饮食劳倦等均可以使得气机受到影响,而出现病理情况。邪气因其不同性质对人体的脏腑经络、肢体官窍、神机意识等造成广泛的影响,往往表现出十分繁杂的症状。李士懋教授指出虽然疾病的症状表现的纷纭复杂,但是其总的发病机理均与人体的气机失调有关,故能够认识人体气机的变化对于诊断和治疗疾病有深刻的意义。

1. 寒凝证

寒邪是阴气过盛而导致身体功能与代谢活动衰退、抵抗力减弱而出现寒的证候,其致病规律往往是由表入里,也可以是直中于里,《素问·举痛论》中论及寒邪致病往往存在不通而痛、不荣而痛两种情况。若寒邪袭于肌表而导致肌表腠理收引,气机被邪气阻遏于内不得宣畅,《素问·阴阳应象大论》云:"寒胜则浮。"实寒证其主要由形寒饮冷而使寒邪客于肌表、经络、脏腑等部位;临床表现主要有,恶寒怕冷,面唇发白,四肢发冷,精神萎靡,腹痛飧泻,脉沉弦等。虚寒证主要是由于素体阳虚、久病伤阳等导致阳虚阴盛:临床表现有,面白少华,精神不振,畏寒肢冷,得热则舒,腹痛喜按,小便清长,大便稀薄,舌淡苔白,脉沉弦拘紧按之减等。李士懋教授临床中发现,实寒证与虚寒证往往夹杂出现,且会出现互相转化的特征,因而在治疗上常有相似之处,故李士懋教授常将两者并称为"寒凝证"。寒凝证所引起的疾病十分广泛,若寒邪凝于血脉则使得头部的气血逆乱、清窍失养而出现高血压;若寒邪凝于心脉可使心脉痹阻而出现冠心病、心绞痛等病;若寒邪痹阻于经络出现经脉拘挛不伸则使营卫失调而成风湿关节病;若寒邪凝聚于妇人胞宫之中则导致妇科疾病如痛经、月经紊乱、子宫肌瘤等。

2. 内风证

李士懋教授根据《柳宝诒医论医案》"肝风之证,亦有虚实两种,而虚者为多"的论点,指出肝风是风邪为患的一类十分普遍的证型。肝在五行中属

木,与自然界中的风气相应,故外感内伤均会导致肝之疏泄异常而使风气内动,故可将肝风分实肝风和虚肝风。实肝风由邪实引起,其或因风寒邪气侵淫,循经上干,阻碍气机使肝阳内郁,而生肝风;或因火热燥邪灼伤阴津,使得阴虚亢盛而风气内生;或因内生痰瘀搏结经脉、郁而生风,或因肝胆湿热上蒸、肝胆经脉郁火上冲均可以逆乱肝气使肝风内动,此均会致使肝之疏泄过度,郁热上扰而生风。虚肝风可因肝自病而生风,肝的阴阳气血亏虚均可导致肝脏失去濡养,肝气郁而化为内风。亦可因五脏六腑的亏虚引发肝风,如脾虚清阳不升、心火虚衰、肾之阴阳亏虚、肺宣肃失调,皆可导致肝之气机疏泄失常,导致肝风内生。李士懋教授对于风邪为患,主要针对其开泄性和游走性而进行论述,因这种特点使得人体气机的紊乱,扰乱人体气血正常的运行规律,以气机理论对于风邪为病的病机的基本原理进行分析,虽然其致病多端、症状不一,但只要把握好人体气机的正常升降出入规律,始终围绕气机理论的观点,就能在诊治过程中游刃有余。

3. 湿热证

湿性重浊、黏滞、易伤阳气、袭阴位,外感湿邪侵入人体后阻碍人体气机的正常运行而影响脾的运化功能,使脾阳不振、运化无权,造成水湿内停,从而出现内外合邪,引起如肠鸣泄泻、肢体浮肿、小便不利等症,正如《素问·六元正纪大论》云:"湿胜则濡泄,甚则水闭胕肿。"且湿邪最易阻碍中焦气机之升降,故出现腹胀、呕逆、痞满等症。湿邪常与热邪相兼为病而形成湿热证,阻碍人体气机的正常运行。湿热为病,较单一,邪气而言其性更加缠绵难愈,湿热互相熏蒸、留连,前人比较其为"如油入面",形容其难解难分之性。李士懋教授认为湿热为病多阻碍人体气机的畅达,浸淫经络脉遂,常引起气机阻遏而化风出现肌肉、筋骨、经络、关节部位的疼痛、麻木、肿胀、拘急、痿弱、僵硬、抽搐等症状,陈士铎《辨证录》云:"痿证兼有湿热者,筋缓而软、筋急而痛。"

4. 火郁证

李士懋教授指出造成火郁证的病因十分广泛,而这些原因的共同点是会导致气机的郁闭进而化火。其中寒邪,其性收引、凝滞,可以导致腠理的闭塞、经络筋脉的收缩挛急,郁久而成火;湿邪其性黏滞,可导致病程的迁延、气机的阻滞不通,气血流通受阻后郁火内生;燥邪干涩,易伤娇脏,影响肺气的宣发肃降,导致气机闭塞郁而化火。七情亦与脏腑之气血的关系十分密切,若七情多度则导致脏腑气机的逆乱而成火郁。病理产物亦导致人体气机的紊乱而出现火邪内生,饮食积滞导致中焦气机的升降失常出现郁而化火,如《医宗金鉴》所云"食积生痰热熏蒸";痰湿阻滞导致气血流通的呆滞,而出现气机闭塞而致火郁;瘀血亦因瘀血阻滞气血而生火,如《医林改错》云:"身外凉,心里热,故名灯笼病,内有瘀血。"虚证亦可造成火郁,气虚者常因气不足而升清无力,出现阳气下陷,造成中焦之湿、郁阻相火而生热,此即李东垣所云之阴火证。血虚者,因血液亏虚而周身脏腑、经络、肢体失养,而全身气机运行不畅,出现郁而化火;阴虚者,阴液不足以潜藏制约阳气,使得阳气亢盛而生内热;阳虚者,阳气虚弱可致身体机能的退化而产生诸多瘀血、痰浊、水饮等病理产物,郁而化火。

李士懋教授指出火郁证是一种特殊的火热证,其症状上多表现出复杂多变的现象。其火邪郁遏在内,故多表现出诸多热象,如精神躁扰、喘粗息急、胸膈闷热、尿赤便结等内热的症状;而在其外部则多是表现出较为明显的寒象,如恶寒怕冷、四肢厥逆、头身冷痛、毛发耸立等。热郁证因其不同脏腑气机的郁闭而出现相应功能上或循经上的病证,如心气内郁,则出现心悸不寐、斑疹痈疽、口舌生疮等心火内扰的症状;若肺气郁闭则出现咳嗽喘息、咽喉肿痛、胸闷憋痛、大便不畅等火热内郁的症状,肺脏郁热尤其导致痿证的发生,正如《素问·痿论》中所云"五脏因肺热叶焦,发为痿躄";若肝气内郁则导致肝火上炎,出现如头胀头痛、胁肋胀痛等症状;若中焦气机升降失常郁而化热,则出现脘腹胀满、呃逆呕吐等症状。故可根据其症状表现对具体郁热的病位进行判断。

5. 血瘀证

血瘀证的形成主要与五脏功能失常,气的推动、温煦作用失调,脉道不通利等原因导致气机不利、血液溢出血脉而积于体内的恶血有关。其致病特点在于易于影响气机、气血运行、新血生成,病位固定,病证繁多几个方面。古言"血瘀必兼气滞",只要是瘀血的产生必然与气机的不利有关,而瘀血的生成更会导致气机失调的加重,出现恶性循环。李士懋教授指出瘀血因其导致气血运行的失调,故常常会影响脏腑和血脉的生理功能,变生诸多病证。瘀血阻滞气机后导致气血运行不通而阻于身体各处,不通则痛。若瘀血阻滞于心,心脉痹阻,影响胸膈上下气血的运行,而导致气血瘀于胸膈,而造成胸部憋闷疼痛,成胸痹病;若瘀血阻滞使得胸部气机不利,导致郁热外达,则使积于胸膈的热通过腠理外出,而成胸汗;瘀血阻碍,津液停滞,则可成为水湿痰饮,故《金匮要略》云"血不利则为水"亦是此理。

6.痰饮证

痰饮证是痰证和饮证的合称,其二者有着临床表现上的不同,但痰与饮又常兼并发病,故二者在诊治等方面常常并称。《杂病广要》云"痰饮者,由气脉闭塞,津液不通,水饮气停在胸腑,结而成痰",可见痰饮的生成是由于气机不畅,而其生成之后又影响气机的运行造成恶性循环。痰饮证是由痰饮停聚或流窜身体所出现的症状,其临床表现广泛,《症因脉治》中云:"痰之为病,变化百出",《伤寒论》中列举出寒饮内停而致的咳、喘、小便不利、溢饮、支饮、吐涎沫等症状。李士懋教授指出其虽症状繁杂但归根结底无非是阻碍气机的表现。故李士懋教授常常强调学经典要善于发现原文之外的内容,举一反三,知常达变。李士懋教授临床中常治疗痰饮所致的喘证,其是因痰饮上犯肺系所导致的以呼吸困难甚则张口抬肩,鼻翼扇动,喘息不能平卧等症状为主要表现的疾病。经典中对其病因病机的论述十分复杂,如《素问·太阴阳明论》云"入六府,则身热,不时卧,上为喘呼";《灵枢·本神篇》载"肺气……实则喘喝,胸盈仰息"等。李士懋教授认为其病机是外感寒热邪气所致肺气郁闭,或肺气宣发肃降失调、脾胃运化不利、肾阳气化失常所导致的痰饮。李士懋教授认为辨证论治喘证当以虚实为纲,其实证发病较为急促,气长而有余,胸部胀满,呼出为快,音大气粗,脉实;虚证发病较为徐缓,气短而不足,动则喘甚,胸闷息短,吸入为快,音低气怯,脉虚无力。故李士懋教授从脉象的虚实,辨证喘证的证型,脉象判断的标准是沉取有力为实,无力为虚,故治疗喘证的原则是虚则补之,实则泻之。

7.气虚证

气虚,是指因为身体元气不足而出现的一系列病理变化及证候。主要表现是气的推动、温煦、防御、固摄和气化的功能出现虚弱的现象,并导致机体脏腑的功能低下、气血津液运行的无力、免疫力的衰退等现象。其病因主要是禀赋不足、年老虚弱、久病迁延、疲劳过度等。李士懋教授临床中常见到气虚导致的高血压,其主要是因气虚导致血运失常,而使得经脉失养而化风,导致"血菀于上"或气虚而清气下陷而痰瘀上扰,进而表现为血压的升高,可见其病机涉及气虚与瘀、肝风、痰湿等证候的兼杂。《灵枢·口问》:"上气不足,脑为之不满,头为之苦倾,目为之眩。"气虚则清阳不升,致虚风

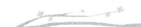

内旋而头晕、神昏,气虚不能运血于目而视物模糊,气虚不能温养筋脉而颈项板紧。

8.阴虚证

阴虚多是因为温热病耗伤阴血、疾病久治不愈而伤真阴、五志过极化火而伤阴血、房事不节耗伤肾精、或汗吐下等法导致阴液大量损伤、服用大量温燥药物而使阴液暗耗,或脾胃虚弱生化无源导致阴液亏少等。阴虚证可因阳不附阴而导致气机紊乱,阴虚风动证多是由于肝阴虚所致,肝在体合筋,且为风木之脏,若阴阳失衡、水亏火旺则体用紊乱,阴血不养筋膜极易引动肝风,而为虚风内动。若肢体筋脉失养,则见肢体震颤、筋脉拘挛、舒展不利等症,《丹溪心法》云"筋枯者,举动则痛,是无血不能滋养其筋",《医学正传》亦云"若动止筋痛,是无血滋筋故痛";若头目失养,则两目上吊等症。李士懋教授宗《素问·咳论》"五脏六腑皆令人咳"之言,指出无论因实致病还是因虚致病均会导致肺失宣肃而肺气上逆致咳。外感六淫之邪所致包括风寒化热、风热化燥,痰热壅肺等;内伤咳嗽分为肝火犯肺、肺阴不足、肺气亏虚等。而李士懋教授言阴虚型咳嗽一般是由于五脏阴液亏虚,而致人体阴虚火旺上炎于肺,使得肺络损伤,宣发肃降失司,导致咳逆上气。例如,脾阴虚导致的咳嗽是因脾阴虚,水谷精微不能被脾气升清,致肺脏失去濡润而成虚火,虚火蔓延而气机升降失司成咳,肺中虚火炼津为痰;或肾阴虚因金水相生失常而致肺阴不生,导致阴虚火旺浮越上炎使肺失宣降,最终肺气上逆而咳。可以看出肺脏功能的正常除了肺脏本身阴液亏虚以外,还与脾脏升清不利导致的母病及子,以及肾精亏虚导致的子病及母有关系。心火愈炽,导致火热妄动耗损肺中津液使得肺气宣肃失调而致咳嗽。肝阴虚,会导致阴虚火旺,肝火上炎。延肝经,乘侮肺金,损伤肺络,导致肺气上逆而引起咳嗽。

9.阳虚证

人体先天禀赋不足、饮食劳倦、久病虚损等原因多导致机体脏腑的功能减退或衰弱而出现阳虚证。常见阳虚的患者出现机体功能减退,全身肢节百骸、脏腑孔窍失养,出现虚寒的征象。李士懋教授在临床中常见的阳虚除了上述阳虚寒凝导致的气机逆乱以外,还会出现因阳气亏虚,气机内郁而导致的发热证。临床中李士懋教授发现,有些慢性肝病的患者是由于阳虚导致肝气的疏泄失常而出现的,"血气者,喜温而恶寒",其疏泄不利导致诸多肝病的产生。肝体阴用阳，五行应木，主人体春升之气，肝阳若虚弱则导致肝的生理功能不调而影响情志、运化、供血布津等。症状常见面色萎黄、精神倦怠、四肢厥逆、胁肋不舒、脘腹痞闷、舌暗淡胖，苔白滑或黄。对于此病的常见舌象李士懋教授指出此苔黄非实热证引起，乃是虚热闭郁所致，故治法仍当治以温煦升发；《医法圆通》亦有对此种舌象机理的阐述："病人虽舌现黄苔……并未见口渴饮冷、烦躁、恶热、便闭等情，切不可谓火旺热极，当于阳虚、真气不上升处理。"

三、李士懋教授对气机失调致病的脉诊特色

李士懋教授的平脉辨证思辨体系首重脉诊，临床上常以脉诊作为核心结合望诊、闻诊、问诊对其证型进行分析辨证。无论外感邪气、情志内伤、饮食内伤等病因造成的各种病证，都可以通过平脉辨证进行分析病机，而指导处方用药。而对于疾病虚实的判断最直接的就是脉诊，《景岳全书》中云"欲察虚实，无逾脉息"，李士懋教授辨别虚实病证的关键在于脉诊时沉取的脉象有力无力。李士懋教授对寒凝证的诊断依据最重要的就是在于"痉脉"的出现，在临床中，李士懋教授的"平脉辨证"尤其重视和强调脉诊在诊治患者过程中的重要地位，并以脉诊作为中医辨证四诊之首。

1. 对寒凝证的诊断

李士懋教授在大量的临床实践中总结经验，发现大部分寒邪为病的患者出现脉沉弦拘紧、疼痛、恶寒几种症状，并将这几种症状所共有的病证称为寒凝证，在诊断寒凝证时，李士懋教授归纳出其不同症状所占比重之不同，其中脉诊可占到80%，疼痛占10%，恶寒占5%，其他舌征、体征、症状共占5%。可见不管其他症状与体征再纷纭复杂，只要能确定其脉象为沉弦拘紧，并且有恶寒、疼痛等现象，均可以归纳为寒凝证。正常寒邪侵犯人体多会导致人体体表气机的闭郁而出现紧、痉几种脉象。李士懋教授对寒凝证的诊断依据最重要的就是在于"痉脉"的出现，在临床中，李士懋教授的"平脉辨证"尤其重视和强调脉诊在诊治患者过程中的重要地位，并以脉诊作为中医辨证四诊之首。

2. 对内风证的诊断

李士懋教授鉴别内风证的虚实证型根本点在于以脉诊的沉取为准，其

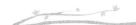

沉取有力者可以泻之,沉取无力者可以补之。肝风内动证,常常因肝阳上亢、火热内扰、阴虚阳亢、血虚失养等原因导致肝风内动,而李士懋教授在临床中总结其脉象常为脉弦动或劲或刃等。

3. 对湿证的诊断

湿邪侵犯人体由于其重浊、黏腻等性质会导致人体气机流通的不顺畅,在脉体上常出现濡脉。湿邪之性重浊,故属阴邪。而阴邪容易伤人阳气,湿邪多会耗伤人体阳气,因此《温热论》中云:"湿胜则阳微。"故濡脉的出现代表者人体之气已亏,而不能有力鼓动脉管,只能出现濡软无力之象,医家形容为如棉帛浮于水面,可见本质多是阳气不足所致。李士懋教授临床中若在沉取时见到濡象,即诊脉时三指重按脉管,指下反映出濡软之象,此时濡脉并非是由于湿邪为患所致。《四诊抉微》云"濡为亡血阴虚病,髓海丹田暗已亏",可知濡脉的代表病证除了湿邪为患以外还有身体亏虚重症,因为此时人体气血极弱,而无力鼓动脉管出现濡软之象。李士懋教授对湿邪导致的濡脉特征要点为"其脉必按之有力",方可辨为湿邪实证,以"虚实为纲"作为诊断的要点,如果脉弦濡滑而无力者,当为虚看。

4. 对火郁证的诊断

火邪性炎上,易扰动气机和血液运行,对五脏六腑的影响较大,在《素问·至真要大论》的病机十九条中,因火热邪气导致的就有九条之多,共有痛、痒、浮肿、吐酸、呕逆、痉证等十七个病症。后世的《素问·玄机原病式》更是将"火热"理论扩展,指出六气、五志皆可化火,并将其主症扩展到五十余个。这就导致火热邪气在辨证时会有许多详细病证的干扰,需要医家进行诊别。李士懋教授指出火热邪气对脉象的影响十分明显,且其脉象复杂多变,故用脉象作为诊断火邪致病的关键指征,其中常见的火邪脉象有数、浮、火郁脉等几种。火郁脉中的沉象是由于火热内郁气机导致气血不能鼓荡脉管,故出现脉沉之象,正如《四言举要》所云:"火郁多沉。"而火郁脉中躁数之象,是由于火热被郁闭于内而欲挣扎于外,搏击血脉而出现脉沉而躁数之象。关于躁数脉,早在《黄帝内经》就有记载,如《素问·评热病篇》中的"阴阳交"。脉躁数,因其代表阴不制阳,阳气亢盛,故亦反映出疾病传变的一个重要判断指征,如《伤寒论》中云:"脉数急者,为传也",数急即躁数之脉。而且其还能够判断热病的生死转归,如《素问·评热病篇》中云"汗出而脉尚躁盛者死",可见其在诊断疾病中的重要意义。

5. 对血瘀证的诊断

瘀血无定脉。瘀血其脉象较为常见的是沉涩、沉滑、弦涩等。李士懋教授师从董建华教授,并继承了"瘀血无定脉"之说,认为瘀血不单单局限于涩脉。虽然典型的瘀血脉象是涩脉,但由于其病因十分复杂,故其兼脉亦非常繁多,如阳虚血瘀证的脉象多是沉弦无力;寒凝血瘀证的脉象多是沉弦拘滞;气虚血瘀证的脉象多是沉虚滞;火热血瘀证脉多象细而燥数;痰瘀互结证多滑等,临床中亦可见到瘀血脉象出现沉、伏、牢、涩、细、小、短、促、结等象,甚至于单独的滑脉亦可表示血瘀,如《金匮要略》中云:"沉滑相搏,血结胞门。"可见瘀血不可单纯以脉象进行辨证论治,还必须要兼顾其他的瘀血之症,如唇色紫暗、皮肤瘀斑、局部刺痛、午后发热、妇女月经血块、痛经等症。

李士懋教授诊断瘀血证亦多从舌象入手,并结合脉象,以脉解舌、以脉解症,做到综合诊断。若瘀血内阻人体气机,则会导致气血不能上荣于舌、血液停聚舌面,而出现舌色紫暗、边有瘀斑。尤其是李士懋教授在经过多年冠心病的临证经验以后,只要是患者具有冠心病心绞痛的症状,又有舌暗脉涩者,就可以诊断其为血瘀阻滞型冠心病。

6. 对痰饮证的诊断

痰饮致病的主要脉象为弦滑、濡滑、弦紧等,其具体脉象与寒饮的轻重有关,寒重者弦紧象明显、饮重者滑濡象明显。其脉位可浮可沉:当痰饮阻碍人体气机时,可导致清阳不升,故出现脉沉之象,如当痰饮停聚在胸部时,导致上焦阳气不升,而反应在脉象上则为为寸脉沉弦,故《濒湖脉学》中有"寸沉痰郁水停胸"的说法。若痰饮与其他外感邪气或内生邪气相兼致病时,阳气具有外达之势,故出现脉浮而有力,如风邪、热邪、暑邪等邪气鼓荡气血而引起脉位的浮象,痰热互结、肝气上逆、胃气上逆等亦会导致脉位浮。

7. 对气虚证的诊断

气虚是指由于元气不足、脏腑功能衰退引起的一系列病理变化及临床症状。气的功能主要有推动人体气血的运行,气虚则导致气血的不足和运行的不利,故其脉象主要有濡脉、弱脉、缓脉、减脉,但对于其要点,李士懋教授总结为脉象的沉取无力,并且症状上兼有气虚之症,如疲劳乏力、气短懒言、恶风自汗等。

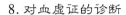

8.对血虚证的诊断

血虚是由于身体运化失调或疾病耗伤导致血液的亏虚,其使得机体失去滋养而出现精神、肢体、经络、脏腑等的症状。血虚导致气机的运动减弱,而导致血液减少、脉道失于充盈、脉管内压力不足,故其代表脉象主要是细、沉几种。而血虚重者,其阳气不能被阴血所固摄,自然浮越于外。李士懋教授在前人论沉脉的基础上提出了"沉脉亦主表"的理论,其主表者主要是因为寒邪郁闭阳气而使气机不能外达或寒邪束表而使经络邪气壅盛都会造成脉象出现沉紧或沉滞之象。表寒实证的脉不是传统上的浮象反而出现沉象的原因,李士懋教授论述为寒邪侵犯肌表,因其凝泣收引之性而导致腠理的闭郁、经脉的不通,进而导致气血不能鼓动脉管而现沉象。《景岳全书》中亦云:"其有寒邪外感,阳为阴蔽,脉见沉紧而数,及有头疼身热等证者,正属表邪,不得以沉为里也。"其主表者亦可因为温邪犯肺导致肺气郁闭,气机不畅,气血不得外达而出现脉沉之象。由此可见,沉脉亦可代表表证。

9.对阴虚证的诊断

阴虚多是由于久病耗伤、生化不足、房劳过度、情志过度等原因导致,导致人体津液不足而使各脏腑官窍、肢体经脉失于濡养,而其主要的脉象是弦细数。其脉弦细是由于阴虚阳亢,肝木失柔,气机逆乱化风,脉管失濡而致;尺脉的动数之象是由于阴虚阳亢而相火妄动所导致;尺脉的硬涌之象是由于阴虚阳亢而肝阳化风所导致。慌脉乃是李士懋教授临床中常用来形容脉象的慌张,紊乱,虚浮之感,代表着人体阴不敛阳、虚阳外越,在古代文献中并未记载,是李士懋教授脉诊"明于理而不拘于迹"的体现。其出现在不同脉象中代表的含义亦会有所差别,如与弱脉、虚脉相兼则为阳虚而阳气浮越;与细数脉相兼则为阴虚而阳亢等。

10.对阳虚证的诊断

阳虚的患者常表现出身体机能的下降和各脏腑的虚弱。阳虚则寒,故临床中常可见到阳虚而气机滞涩而成寒凝证,其脉象特点与气虚证的脉象相似,临床中常见脉象主要是微、无力等。细脉主要是由于阳虚生化无力而使气血亏虚所致;沉脉主要是因为气机馁弱、无力鼓荡脉管中气血所致;而脉无力是李士懋教授用来区别虚寒和实寒证最为核心的指征,若出现无力脉则为虚证,有力则为实证。通过上述分析,我们可以看出气机变化在脉象上的反应十分明显,并能作为诊断疾病的重要依据。故李士懋教授在临床中常以脉解舌,以脉解症,将脉诊作为四诊合参的核心进行临床诊断,并将脉理不拘泥于传统脉象的含义,灵活地看待分析其出现的原理,在临床中往往起到至关重要的作用。

四、李士懋教授对气机失调致病的治疗经验

李士懋教授对气机失调所致疾病的治疗主要是以平脉辨证思辨体系对其不同邪气的致病性质进行详细的分析诊断,并采用因势利导的思想将人体气机恢复条畅。总的来说,对于实证的治疗主要以"祛其阻遏、展布气机"为方针,即用攻逐扰乱人体气机的邪气以恢复气机的和缓流通之性;对于虚证的治疗主要以"培元固本、燮理阴阳"为方针,即用补益正气的方法来振奋人体虚馁萎弱的精气,使人体停滞的气机恢复流通。

1. 对寒凝证的治疗

寒主收引,其为病多伤人阳气。阴邪克制阳气而肆意妄为,导致其虚实寒邪所致的疾病十分广泛,如发热、咳嗽、鼻炎、哮喘、冠心病、高血压、风湿病、痛经等,其症状亦十分繁杂,易与其他病因导致的疾病相混淆,若不加以区分,死板治之,则会误治,延误病情。李士懋教授在寒凝证的治疗中,发现寒邪侵入人体经脉极易导致经脉收引拘急,出现脉沉而拘紧的痉脉,故创新性地将汗法的临床应用突破"外感表证当汗""汗法可以解表"的传统认识,将汗法的应用与痉脉这一类指征紧密结合。《素问·生气通天论》曰:"阳气者,若天与日,失其所则折寿而不彰。"通过汗法温阳散寒解除寒凝,达到"黎照当空,阴霾自散"的效果。

2. 对风证的治疗

风邪袭表导致腠理的开阖失调,因此常出现外感表证,李士懋教授临床上常用汗法进行治疗,如选用《伤寒论》中的桂枝汤治疗。李士懋教授对桂枝汤的理解与传统上的解表稍有区别,其主要功效为调和营卫、燮理阴阳,而使营卫气血的异常状态和解而达到自然汗出的状态,可以视为广义汗法的范畴。桂枝汤原文中的脉象是"阳浮而阴弱",可知其为虚脉,而脉虚可反映出其正虚的本质,卫气虚则恶风寒、自汗出,营气虚则发热。然其临床上的症状表现较之更加复杂多变,如表证有发热、恶风、自汗等,里证有身

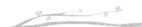

痛、脘痞、心悸、乏力、烦心等。对于外感风邪所导致的气机失调,李士懋教授对其治疗的着手点在于,通过恢复营卫二气的平衡,使气机失调导致的异常汗出、恶风、发热等病理状态自然消除,以达到驱邪扶正的最终目的。

3. 对湿证的治疗

李士懋教授在治疗许多常年湿邪为患的患者时,发现其中很多人有阴虚之象,正常利湿、燥湿之法很容易导致湿未去而津液亏,故在临床中常辅以滋养阴液药物,如麦冬、天花粉、生地、玄参等药进行治疗,起到了较好的治疗效果。大部分医家常认为燥湿、利湿乃为治湿之正途,恐养阴药物助湿为病,而在治疗中绝不应用,如吴鞠通云"湿温润之则胶滞阴邪,再加柔润阴药,二阴相合,同气相求,遂有锢结而不可解之势"。但李士懋教授通过领悟《伤寒论》中猪苓汤之配伍,即用淡渗利湿药配伍阿胶、白芍之类养阴药物以治疗湿盛津亏病,认为治疗湿盛为病滋阴药物未必禁用。对于湿邪为患所兼杂的阴虚证,曹炳章形象比作"此犹水浇地,水外溢则为邪水,邪水不归正途,则致田禾缺水,而真水缺少矣",李士懋教授指出其机理:湿邪是津液停积而成,故湿邪盛则津液亏,因此在祛湿药物中辅以养阴生津药物暗合医理。

4. 对火郁证的治疗

火性炎上,其致病容易使人体津液损伤,故治疗火邪为病当速清其邪气。李士懋教授临床中对火邪为病的治疗多根据其邪气的位置,因势利导地进行清、透、升、散、汗、下等多种方法。李士懋教授尤善于治疗火热邪气内结而不能外透宣畅所成的"火郁证"。李士懋教授师临床上的具体治法主要是清、透、滋、升四法单用或合用,其中清为清热泻火法,透为火郁发之法,滋为滋阴降火法,升为升阳散火法。李士懋教授强调这四种方法当贯彻火郁证的治疗全程,并以"火郁发之"法作为核心方法。"火郁发之"本出自于《素问·六元正纪大论》,其本质为通过调畅气机使郁闭于机体内的火热邪气透达于外,对此《景岳全书》中形容为"如开其窗,揭其被,皆谓之发"。在充分探析火郁证的机理以及临床诊断等之后,李士懋教授对其治疗方法进行了创新和发展。

5. 对血瘀证的治疗

李士懋教授临床中治疗血瘀证病理产物的思想宗"见痰休治痰,见血休治血"的说法,不仅仅治病理产物的标,而更注重治疗致病之本,通过治疗"致病之本"使人体气机舒畅、气血运行归于正常,则痰饮血瘀自然消散,即"疏其血气,令其调达,而致和平"之意。李士懋教授在治疗瘀血阻碍气机时,常通过平脉辨证寻病之根本并进行分类治疗,如气虚血瘀者常治以补气活血,如补阳还五汤;气滞血瘀者常治以理气活血,如血府逐瘀汤;寒凝血瘀者常治以温阳活血,如寒痉汤合桂枝茯苓丸等。并且对于血瘀之标,李士懋教授常在桃仁、红花、乳香、没药、赤芍、川芎等活血化瘀药中,加入地龙、蜈蚣、全蝎、土鳖虫、水蛭等虫类药物,以加强其通络活血的功效。

6. 对痰饮证的治疗

对于痰饮证治疗李士懋教授常从两个角度进行:一是调整相关脏腑的功能,如脾失健运,水液凝聚而成痰者,多是恢复中焦功能,给予健脾温阳剂;肾虚气化不利,而水液内停者,多是从恢复人体阳气入手,给予补肾温阳剂。二是保证津液运行通道即三焦的通畅,《难经·三十一难》云:"三焦者水谷之通路,气之所始终也。"三焦通畅则阳气能够将津液布散至周身。对于阳虚寒痰的患者,李士懋教授除了施以益气温阳散寒,恢复脾肾的气化功能,处以如桂甘姜枣麻辛附汤、真武汤之类的方剂令其"离照当空,阴霾乃散"以外,亦常选用养血温肾填精的方剂进行治疗。前人大多认为养血填精的药物会滋腻碍胃而生痰,往往在痰饮为患时避开不用,但李士懋教授通过学习肾气丸治疗痰饮的功用,领悟到了"补之潜消"之意。故在治疗脾肾不足而成痰浊的患者时常给予熟地、鹿角胶、当归等滋阴补血药物,《景岳全书》中亦有所云:"痰之化无不在脾,而痰之本无不在肾。"寒痰的生成是由于脾肾虚弱不能气化输布津液所致,故当以健脾化痰与补肾养阴并用,则痰饮可消,此即治病求本。

7. 对气虚证的治疗

气虚致病最容易导致人体气机的失常,出现气的功能衰退,影响气的升降出入运动以及气血的流动。气虚导致升降出入的失调最主要表现在清阳不升、气失固摄、阴火上炎及阳气暴脱,气血流通不利则导致全身筋脉的异常。对于气虚证的治疗,李士懋教授主要宗"劳者温之"之大法,盖虚弱之体得甘温之药能助少火之气而复气机的和煦,如黄芪、茯苓、白术等药。黄芪甘温最擅长补易阳气的生长,而其性补而能运,故在象上符合肝木的升发条达之性。白术、茯苓等药健脾补中,使得脾胃运化强健,补充和运行人体阳

气,则能助肝之功能,正所谓"土得木而达",肝得脾之润则柔和,脾有肝之疏而松散。其次在温补中气的同时,辅以养血,使阴阳互补而能成泉涌不竭之势。常用的方剂如补中益气汤,补益升提中气,中气足则可引导血液上行至头面,头面气血足,则晕眩自止、目睛清晰、面色红润。若在原方中多加风升生类药物并稍加苦寒类药物则可用于发散阴火、除其大热。

8. 对血虚证的治疗

李士懋教授在临床上发现血虚的患者亦常兼其他虚证,如阳虚、阴虚等。例如,李士懋教授在临床治疗痛经的患者时常诊得一类患者,脉沉弦细无力,兼见畏寒怕冷、得温则减之类症状,故判断其证型为血虚寒凝型,常用当归四逆汤合吴茱萸生姜汤加减进行温经散寒、养血通脉。其中的当归养血通经、活血镇痛,白芍助当归补养阴血、并能敛急镇痛,桂枝、细辛性味辛温而善通血脉,生姜散寒镇痛,吴茱萸散下焦寒邪而能温经镇痛,鸡血藤补养阴血而通经镇痛,牛膝引诸药下行于胞宫。又如在临床中诊治心悸患者时常发现某些重症患者出现整日悸动不宁、夜寐早醒、精神倦怠、喜温畏寒等症状。对其病机李士懋教授论述为阴阳二气俱虚,心神失养、气血运行失调所致,故在治疗中单纯的补益气血并无功用,常治以炙甘草汤加减。方中的甘温类药物滋补阴血使血脉充足,并且药量重而浓煎大补真阴之不足;辛热药温通血脉而使虚寒得散,药量小,故全方使阴阳平衡于内,寓补于宣之内,寄复于通之中。再如临床中部分产妇生产后出现的肢体疼痛、麻木、酸楚等症状,多是由于血虚导致经脉失养所致,李士懋教授常治以桂枝汤加黄芪、当归,诸药合用调补营卫、温运阳气,且能健运中焦,因脾胃为气血化生之源,故可使水谷精微充足化赤为血,取"黄芪建中汤"之意。治疗产妇疼痛时能够通过益气温经、和营通痹使诸症消除。

9. 对阴虚证的治疗

李士懋教授临床中常遇到真阴亏虚所导致的虚热证,其与普通的阴虚热证所现的五心烦热、潮热盗汗、颧红色赤、舌红苔薄、脉细数之类的症状不同,更多表现出的是脾肾两虚证所造成的喘满,呕逆,泻痢,腹痛,经迟等疾病。故李士懋教授在治疗中亦不单纯滋阴治疗,而宗景岳所言的:"善补阴者,必于阳中求阴"之说进行治疗,常用方剂如理阴煎。李士懋教授对理阴煎方适用的病机归结为精血亏虚,或脾肾阳气不足,阳气无所附着而浮散于外或正气不足以抗邪外出,出现诸热证,均为真阴亏虚所引起的。故不可滋阴潜阳、清虚热,而当用理阴煎大助真阴,滋阴之时,佐以扶阳,复其元气,取阳生阴长之意,则诸热消除。理阴煎出自《景岳全书》一书,张介宾极为推崇本方,并称其为"寒邪初感温散第一方"。此方应用极为广泛,无论在外感寒热如伤寒、中暑、疟疾、霍乱等,还是内伤虚劳如吐泻、痞满、咳嗽、盗汗等,乃至于妇人崩漏、经迟和小儿慢惊风、痘疮等病症的治疗中,均有使用理阴煎。张氏指出"脾肾阴分虚寒,诸变不一者,理阴煎",可以看出理阴煎适用于脾肾虚寒而有真阴不足的患者。

10. 对寒凝证的治疗

李士懋教授在治疗阳虚寒凝证时,首先通过虚实脉法诊察阳虚与寒凝的比重,处以寒凝散之法而进行发汗治疗,寒邪重者以发汗药为重,阳虚重者以温补药为重。阳虚者虽不宜汗法伤阳,但兼寒凝者,补阳同时稍用汗法亦达到周身阳气振奋之效果。李士懋教授常用方剂如麻黄附子细辛汤、桂甘姜枣麻辛附汤,以取《伤寒论》中的"微发汗"之意。温补阳气以炮附子为君药,其性辛温,善补命门之火,李士懋教授治疗阳虚者,常用至 30 g,重者可用至 90 g,用量大则需久煎 2 h。振奋阳气、解除寒凝以麻黄、桂枝、细辛等辛温发散药物辅之温通阳气,以使馁弱的阳气外达于肌肤腠理而寒凝自散。诸药合用则使阳虚得复而气机畅达,则寒凝之证自然解除。

综上可以看出,对于各种病因导致的气机逆乱的治疗,李士懋教授以平脉辨证思辨体系进行诊断和分析后,因势利导地进行驱邪,使邪气据其性质特点而排出体外,或者通过不同的方法燮理阴阳,使其正气得以补充而复其自然之平衡,达到"阴平阳秘"之状态,可谓是"医中之王道"。

第四章
脉诊的基本理论与应用

脉诊是医者以指腹按一定部位的脉搏诊察脉象。通过诊脉,体察患者不同的脉象,以了解病情,诊断疾病。它是中医学一种独特的诊断疾病的方法,是中医四大诊法(望、闻、问、切)中最重要的诊法。历经几千年的发展和完善,历代医学家不断努力,建立起了脉学的基本理论体系与临证应用方法,为现代中医学和卫生保健事业做出了独特贡献。

第一节 脉学的理论基础

一、心主血脉、肺主气的气血循环

心主血脉、肺主气的气血循环学说始出《黄帝内经》,书中较多篇章有此记载,主要说明心是主宰血脉和运行营血的脏器,肺是主宰气体出入并推动心血运行的脏器,营血在脉管中的运行,是心、肺两脏共同作用的结果。

《素问·五脏生成篇》言"诸血皆属于心,诸气皆属于肺",《素问·平人气象论》言"心藏血脉之气",都说明了心主血脉、肺主气的生理功能及心血蕴含肺气的状况。《素问·经脉别论》言"肺朝百脉",《灵枢·五十营篇》言"人一呼,脉再动,气行三寸;人一吸,脉再动,气行三寸,呼吸定息,气行六寸",都充分说明心血的运行,需要肺气来推动;全身诸脉血液,均要循行至肺,获得肺气的充养。《素问·痿论》言"心主身之血脉",《灵枢·营卫生会篇》言"……其清者为营,浊者为卫,营行脉中,卫行脉外,营周不休,五十而大会,阴阳相贯,如环无端",说明了脉是心的外环,营血在脉中循环不已的状况。

《黄帝内经》的上述理论,对后世医家认识心、肺功能和气血循环的生理,产生了巨大的影响,也为脉学的形成奠定了基础。

二、生气通天的脏象

中医学脏象学说认为,人的生命,是靠心、肺、肝、脾、肾五大内脏的生理活动来维持的,五脏功能各有所主,相辅相成,成为一个整体。

五脏的功能特性(肺主气、司宣肃;心主血脉、司神明;肝主筋、司升发;脾主肌肉、司运化;肾主骨、司水火,又主藏精)与自然界的五行(金、火、木、土、水)相通,受天气风、寒、暑、湿、燥、火的感召。它们的活动状况,外现于形、色、神、气和言行,脉象亦有相应的变化。此种学说,在《内经·素问》有较多论述。

《生气通天论》言:"夫自古通天者,生之本,本于阴阳……其气九州、九窍、五脏十二节皆通天气。"《脉要精微论》言:"天地之要,阴阳之应,彼春之暖,为夏之暑,为秋之忿,为冬之怒,四变之动,脉与之上下。"指出五脏的活动,随着自然气候及情志演变而变化,脉亦在其中。"春日浮,如鱼之游在波;夏日在肤,泛泛乎万物有余;秋日下肤,蛰虫将去;冬日在骨,蛰虫周密,君子居室。"指出了在季节性地域的常人,其脉象与自然界的物候相似,呈现春生、夏盛、秋敛、冬藏的演变。

《玉机真脏论》言:"春脉如弦,春脉者肝也,东方木也,万物之所以始生也,故其气来软轻而浮,端直以长,故曰弦,反此者病。夏脉如钩,夏脉者心也,南方火也,万物之所以盛长也,其气来盛去衰,故曰钩,反此者病。秋脉如浮,秋脉者肺也,西方金也,万物之所以收成也,故其气来轻虚而浮,来急去散,故曰浮,反此者病。冬脉如营,冬脉者肾也,北方水也,万物之所以合藏也,故其气来沉以搏,故曰营,反此者病。"言明代表肝气的如弦脉王于春季,与东方木运相通;代表心气的如钩脉王于夏季,与南方火运相通;代表脾气的如缓脉王于长夏,与中央土运相通;代表肺气的如浮脉王于秋季,与西方金运相通;代表肾气的如营脉王于冬季,与北方水运相通。此种生气通天状况,在健康人群中普遍存在,无应变者或应变太过者即为病态。正如《平人气象论》所言:"脉得四时之顺曰病无他,脉反四时及不间藏者难已……脉

无逆从四时,未有藏形,春夏而脉瘦,秋冬而脉大,名曰逆四时也。"

三、察脉之纪在于阴阳

察脉之纪在于阴阳的学说出自《黄帝内经》,在《难经》的脉学中和《脉经》的扁鹊脉法中有类似记载,且有一套运用方法。《史记·扁鹊仓公列传》曾有传黄帝、扁鹊之脉书给太仓公的记载。扁鹊是东周列国时人,太仓公为汉初人,说明此时期(公元前 714—180 年)流传着《黄帝脉书》和《扁鹊脉书》,前者可能即是《黄帝内经》的脉学部分,后者可能是一秘笈。

应该相信,《难经》论脉 25 条与《脉经》记载的阴阳脉法,应是《扁鹊脉书》的遗篇,它和《黄帝内经》的脉学专篇一样,以阴阳为章法,来演绎辨脉识脉的原理,同时,形成了三部九候的诊法。《黄帝内经》言:"微妙有脉,不可不察;察脉有纪,从阴阳始……"又言:"……诊合微之事,追阴阳之变,章五中之情,定五变之事,如此乃足以诊。"充分说明了诊脉时运用阴阳章法和脉证合参的重要性。

"去者为阴,至者为阳;静者为阴,动者为阳;迟者为阴,数者为阳。"说明了脉象的两极变化,都是机体阴阳胜复运动着的结果;脉象的性质,可用阴阳的章法来归纳和分析。《黄帝内经》言阴阳的章法是比较有原则的,《难经》《脉经》所言的阴阳章法则较为具体,形成了一套阴阳脉法。

《难经·二难》言:"尺寸者,脉之大会也。从关至尺,是尺内阴之所治也;从关至鱼际,是寸内阳之所治也……"此为寸阳尺阴的理论和寸口分主上、中、下三焦之疾的脉法。《难经·四难》言:"脉有阴阳之法,何谓也,然,呼出心与肺,吸入肝与肾,呼吸之间,脾受谷味也,脉在其中,浮者阳也,沉者阴也,故曰阴阳也……心肺俱浮,何以别之? 然,浮而大散者心也;浮在短涩者肺也。肝肾俱沉,何以别之,然,牢而长者肝也;按之濡,举之来实者肾也;脾在中州,故其脉在中,此阴阳之法也。"说明浮、中、沉取脉和分辨心、肺、脾、肝、肾的脏气脉亦应用了阴阳脉法。《难经·四难》言:"脉有一阴一阳、一阴二阳、一阴三阳;有一阳一阴、一阳二阴、一阳三阴……一阴一阳者脉来沉而滑也。"

四、十二经脉皆有动脉及气口(脉口)

十二经脉皆有动脉及气口(脉口)学说,由经脉学说及最早的诊动脉法而形成,也是遍诊法的原始根据。在马王堆出土的古帛书《阴阳十一脉》《足臂十一脉》中,有此种诊法的记载,《素问》《灵枢》亦有此理论和实际运用方法,晋代《甲乙经》、宋代《明堂针灸图》更有较详细的记述和发挥。

　　《素问·本输篇》言:"经脉者,行气血而营阴阳,濡筋骨而利关节者也。"《灵枢·经脉篇》言:"经脉者,常不可见也,其虚实也以气口主之。"又言:"脉出于气口。"《素问》和《灵枢》的经脉学说,要旨是经为气之通道,脉是血之行径,经脉相随,血随气行,故有动脉。十二经脉的气血必须交会,交会之处,即是气口,也是脉口。

　　考证马王堆古帛书《足臂十一脉》的行经路线和《灵枢》十二经脉的行经路线,其脉口大多在四肢远端的输穴及原穴处,此处不仅是诊察该经脉虚实的场所,也是施以针砭、进行补泻操作的要穴。考证现有文献,诊察十二经脉口是中医诊脉最早施用的方法,盛行于西周和东周时期(公元前1122—249年)。《素问》《灵枢》成书于战国时期,该书重点提倡的上、中、下三部九候诊法,所诊之处多在脉口,说明该时期遍诊十二经脉口是主要方法。不过该书又多次提及上取人迎(足阳明胃经脉口,为喉结旁动脉)、中取寸口太渊(手太阴肺经脉口,为手腕后桡动脉)、下取太溪(足少阴肾经脉口,为足内踝后陷处动脉)的诊法及其运用价值,说明了诊此三处脉口,又有独特的意义,迄至近代,此法犹有应用价值。

　　《甲乙经》《明堂针灸图》记载的十二经脉的脉口的穴位继承和发展了《黄帝内经》的上、中、下三部九候诊法,但五个穴位有了变更。十二经脉的脉口穴位是:①手太阴肺脉动太渊(在寸口桡动脉处);②手阳明大肠脉动合谷(在手大指次指歧骨间);③手少阴心脉动极泉(在臂内腋下筋间);④手太阳小肠脉动天窗(在颈侧大筋间曲颊下);⑤手少阳三焦脉动和髎(在耳前兑发陷中);⑥手厥阴心包络脉动劳宫(在掌心);⑦足太阳膀胱脉动委中(在膝腘部纹间);⑧足少阴肾脉动太溪(在足内踝跟骨上陷中);⑨足太阴脾脉动冲门(在期门下一尺五分);⑩足阳明胃脉动冲阳(足大趾、次趾陷中,内庭上五寸);⑪足厥阴肝脉动太冲(足大趾本节后二寸);⑫足少阳胆脉动听会(耳前陷中)。

五、独取寸口的三部九候

　　独取寸口的三部九候学说,出自《难经》,但早在《黄帝内经》已有一定记载。《黄帝内经》记述的诊脉法较多,亦记述了寸口的诊法,并有"肺朝百脉……一日夜五脏六腑气血大会于寸口"的理论,《难经》则发展完善了这一学说。

《难经·一难》言:"十二经中皆有动脉,独取寸口以决五脏六腑死生吉凶之法,何谓也,然,寸口者,脉之大会,手太阴之动脉也……五脏六腑之所始终,故法取寸口也。"《难经·三难》言:"脉有三部九候,各有所主,然,三部者,寸关尺也;九候者,浮中沉也。上部法天,主胸以上至头之疾;中部法人,主胸以下至脐之有疾;下部法地,主脐以下至足之有疾。"又言:"然,手太阴,阳明金也,足少阴,太阳水也,金生水,水流下行而不能上,故在下部也。足厥阴少阳木也,生手少阳;少阴火也,火炎上行而不能下,故为上部……"以上两条,是《难经》独取寸口,并把寸口分为寸、关、尺三部,以候上、中、下三焦之疾及脏腑之疾的理论根据。《难经·五难》言:"脉有轻重何谓也,初持如三菽之重,与皮毛相得者肺部也;如六菽之重,与血脉相得者心部也;如九菽之重,与肌肉相得者脾部也;如十二菽之重,与筋平者肝部也;按之至骨,举之来疾者肾部也,故曰轻重也。"《难经·四难》言:"脉有阴阳之法,何谓也,然,呼出心与肺,吸入肝与肾……浮者阳也,沉者阴也,故曰阴阳也……心肺俱浮,何以别之?然,浮而大散者心也;浮而短涩者肺也。肝肾俱沉,何以别之?然,牢而长者肝也;按之濡,举之来实者肾也。脾主中州,故脉在其中,此阴阳之法也。"

以上是《难经》运用寸口三部九候的诊法,来识别五脏脏气脉的形态及其虚实的方法。五脏脏气脉的形态特征,《黄帝内经》已有记述,但如何候脉,未有交代,《难经》提出此法,当是创造性发现。《难经》提倡的独取寸口法获得了后世医家的赞赏和应用;该书对阴阳脉法的认识和具体运用,是中医脉学发展的重要里程碑。

六、寸口三部分候脏腑

寸口(寸、关、尺)分候脏腑的论述,最早见于《素问·脉要精微论》:"足内两旁,则季胁也,尺外以候肾,尺里以候腹;中附上,左外以候肝、内以候膈,右外以候胃、内以候脾;上附上,右外以候肺,内以候胸中,左外以候心,内以候膻中。上竟上,下竟下。"《黄帝内经》这一上以候上、下以候下的理论,有一定的实践基础,得到了后世医家的赞同,但从诊法来看,仍不十分完善。

《难经》在此基础上，又提出寸阳尺阴的理论及三部（两手为六部）十二经的理论，它们的要点是：①寸脉浮，属阳，宜轻取，主上焦及心肺之疾；尺脉沉，属阴，宜沉取，主下焦及肝肾之疾；关脉居中，宜中取，主脾胃及肝之疾。②取十二经互为表里及五行母子相生之义（例如，肾主水，与膀胱为表里，其位在下，尺脉应之，肺属金，与大肠为表里，其位在上，故寸脉应之，符合水生金之义）。以右寸候肺与大肠、左寸候心与小肠；右关候脾与胃、左关候肝与胆；右尺候肾与命门、左尺候肾与膀胱。

《难经》的寸口诊法较《黄帝内经》前进一步，具说服力，更具可操作性特点，不过在寸、关、尺分候脏腑的问题上（将处于下腹的小肠、大肠，配心与肺分主两手寸部）与《黄帝内经》"上竟上，下竟下"的理论有了矛盾。

《脉经》迟《难经》问世约一百多年，它采用了《难经》三部十二经的分候理论和分配方法。迄明清时代，不少医学家如李时珍、张景岳均认为《难经》《脉经》的三部十二经说部分内容悖于《黄帝内经》"上竟上，下竟下"的理论，主张下腹部的大肠、小肠应为尺脉所主，力主遵从《黄帝内经》"上竟上，下竟下"的原则。

第二节 脉诊原理及临床意义

一、脉诊原理

历代医家在长期医疗实践中，很早就发现了"心主血脉"这个科学道理。中医学认为，血靠心气的推动，沿脉道循环周身，内至脏腑经络，外达四肢百骸；脏腑之气也通过血液而输布全身。因此，脉象能反映机体阴阳、气血、经络的生理病理变化。

《四诊举要》说："脉乃血脉，气血之先，血之隧道，气息应焉。"脉为血之府，心主血脉。《素问·五脏生成》曰："心之合脉也。"又曰："诸血者，皆属于心。"《素问·脉要精微论》又曰："夫脉者，血之府也。"由于心脏的搏动，脉道的约束，使血液沿着脉道不断地运行，内灌五脏六腑，外通肢体百骸，从而供应全身肢体需要。所以脉的跳动和气势可以直接反映心脏的搏动和血流情况。

中医学还认为,心脏的搏动和血液在血管中的运动均由宗气所推动。《素问·平人气象论》说:"胃之大络,名曰虚里……出于左乳下,其动应手,脉宗气也。"这说明宗气有推动心脏搏动的功能。《灵枢·邪客》又说:"宗气积于胸中,出于喉咙,以贯心脉……"既说明宗气所在部位,又指出了宗气还有推动血脉运行的重要作用。血液循行脉管之中,流布全身,环周不休,运行不息,除了心脏的主导作用以外,还必须有各脏器的协调配合。肺朝百脉,循行于全身的血脉均汇聚于肺;脉会太渊,且肺主气,通过肺气的输布才能布于全身,故脉象的形成是与脏腑气血密切相关的。脾胃为气血生化之源,脾主统血,血流的循行有赖于脾气的统摄。肝藏血,主疏泄,以调节循环血量。肾藏精,精化气,是人体阳气的根本、各脏腑组织功能活动的原动力,且精可以化血,是生成血液的物质基础之一。故脉象的形成是与脏腑气血密切相关的,脉象的变化是反映气血盛衰的重要标志,是机体与疾病斗争的矛盾体现。

《濒湖脉学》则认为:"资始于肾,资生于胃。阳中之阴,本乎营卫。营者阴血,卫者阳气。营行脉中,卫行脉外。"就是说,脉搏之所以能够搏动不休,主要是由于"脉气"的存在。"脉气"可以理解为经脉本身的一种功能,这种功能不仅要获得先天之"肾气"和后天"胃气"的不断供给而存在,还要与营气、卫气互相结合起来,才是"脉气"搏动的根本。从"脉气"的性质来说,它是居于"阳中之阴气"。因"气"本来属阳,但脉属阴,它又存在于经脉之中,便绝不是单纯的"阳气",而有一部分"阴气"在其中了。营气与卫气均产生于脾胃,营气具有化生阴血、营养全身的作用;卫气具有保卫体表的功能。营气是存在于血液里的,所以它和阴血共同在经脉里运行;卫气是阳气的一种,所以它便循行于经脉之外。这样内、外、阴、阳相互作用,就维持了"脉气"的正常活动。

西医学认为,脉搏的形成是由于人体内血液在全身运行周流不息,此即心脏左心室收缩而输出大量血液,分布于全身各组织器官,旧的血液回流于静脉,复入心脏,周而复始,如环无端。脉搏的形成就是由于心脏的收缩,左心室将血液排送到动脉的血管内而冲击血管壁引起波动的反射,这一现象就是中医所称的脉象。

西医学还认为,脉搏的快慢主要取决于心率的快慢。如迷走神经兴奋可抑制心率而使脉搏减慢;交感神经兴奋可使心率变快而使脉搏加速。脉搏强度受心搏强度影响,也与血管紧张度有关,如血管壁弹性的改变、神经系统血管舒缩的影响等,都可使血管充盈度增强,并在脉搏力度上反映出来,如弦紧有力之脉。此外,心律还可影响脉搏节律的匀整。如心房颤动、室性期前收缩以及其他心律失常均可影响脉搏的匀整。

二、临床意义

脉象的形成既然和脏腑气血关系十分密切,那么任何致病因素导致机体阴阳、气血、脏腑、经络发生病理变化,血脉运行受到影响,则脉象就必然发生相应的变化,故通过诊察脉象,根据脉的部位、数律、形势等变化可以判断疾病的病位和推断疾病的预后。正如《素问》所说:"代则气衰(代脉为元气衰弱),细则气少(细脉为正气衰少),涩则心痛(涩脉为气滞血虚,主心痛之症)。"

1. 判断疾病的病位、性质和邪正盛衰、新病久病

疾病的表现尽管十分复杂,但从病位的深浅来说,不在表即在里,而脉象的沉浮常足以反映病位的深浅。沉浮示表里,脉浮者病位多在表,脉沉者病位多在里。例如,咳嗽而脉浮,为表邪夹内饮,以脉浮表示病邪在表;咳而脉沉,表示病邪在中在里。可见,病症虽相同,但脉有浮沉,提示病位不同,而治疗方法悬殊。

疾病的性质可分寒证与热证,脉象的迟数可反映疾病的性质。如迟脉多主寒证,《金匮要略·中风历节病脉证并治》载:"寸口脉迟而缓,迟则为寒,缓则为虚。"数脉多主热证,身有热则气血运行加速,脉跳加快,即古人所说:"数则为热。"《素问·平人气象论》载:"人一呼脉三动,一吸脉三动而躁,尺热曰病温。"说明数脉多见于温热病。

在病变过程中邪正斗争的消长产生虚实的脉象变化,而脉象的有力无力能反映疾病的虚实。徐灵胎曰:"虚实之要,莫逃于脉。"脉虚无力是正气不足的虚证,脉实有力是邪气亢盛的实证。

脉的强弱还可辨疾病的新久,新病正气未损,阳气有余,气血未伤,脉多强,且多为浮滑数脉;久病为正气衰,脉多弱,且多为沉细弱脉。正如《素问·平人气象论》所说:"脉小弱以涩,谓之久病;脉浮滑而疾者,谓之新病。"

2. 推断疾病的进退预后

脉诊对于推断疾病的进退预后有一定的临床意义。如新病脉实,久病

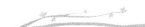

脉虚,为脉症相应,为顺,预后一般良好;新病现阴脉,久病现阳脉,为脉症不符,为逆证,预后多不良。久病脉见缓和,是胃气见复、病退见愈之兆;久病气虚、虚劳或失血、久泄而见洪脉,则多属邪盛正衰危候。外感热病,热势渐退,脉象出现缓和,是将愈之候;若脉急数,烦躁,则病进。又如战汗,汗出脉缓,热退身凉,为病退向愈;若脉急疾,烦躁者,则为病进危候。正如《景岳全书·脉神章》所说:"欲察病之进退吉凶者,但当以胃气为主。察之之法,如今日尚和缓,明日更弦急,知邪气之愈进,邪愈进则病愈甚矣。今日之弦急,明日稍和缓,知胃气之渐至,胃气至则病渐轻矣。即如顷刻之间,初急后缓者,胃气之来也;初缓后急者,胃气之去也。此察邪正进退之法也。"

必须指出,脉与病的关系十分复杂,在一般情况下脉症是相应的,如周学海所说:"有是病,即有是脉。"但也有脉症不相应的特殊情况,故有"舍脉从症"或"舍症从脉"之提法,临床运用应四诊合参,才能得到正确的诊断。

第三节　诊脉的部位与方法

一、诊脉的部位

1.遍诊法

遍诊法又称《黄帝内经》三部九候法,分上、中、下三部,每部分天、地、人三处。上部(天)即太阳穴前颞动脉处候头角之气;下部(地)即鼻翼外巨髎穴动脉处候口齿之气;中部(人)即耳门穴动脉处候耳目之气。中部(天)即寸口桡动脉处候肺之气;中部(地)即大指内上合谷穴动脉处候胸中之气;中部(人)即手腕外陷神门穴动脉处候心之气。下部(天)即胯下五里穴动脉处及足大趾内上太冲穴动脉处候肝之气;下部(地)即内踝后陷太溪穴动脉处候肾之气;下部(人)即膝内上箕门穴动脉处及足背根陷冲阳穴动脉处候脾胃之气。遍诊法一般用单指接触,必要时亦可用双指、三指法。

2.三部诊法

三部诊法又称诊人迎、寸口、趺阳法。人迎为足阳明穴,位于喉结旁二寸颈动脉搏动点上，以候胃气，脉形一般较寸口为大，宜用双指法；寸口为手太阴肺经所循，位在腕后桡动脉处，以候肺气及十二经脉之气，宜用三指法；趺阳为足阳明经穴，位于足背动脉搏动处，以候胃之气，宜用单指法。

3. 独取寸口法

独取寸口法又称《难经》三部九候法。寸口又名气口，在手腕内侧桡动脉搏动处，此处为手太阴肺经大会百脉之所，反映五脏的虚实和气血的盛衰。三部即寸、关、尺三部，旧制长一寸九分，合公制约 6 cm，以桡骨小头高处 2 cm 为关，关前至手腕横纹处 2 cm 为寸，关后 2 cm 为尺，身长和手臂长短不同者用同身寸的方法。九候即寸、关、尺三部每部施以浮、中、沉三种候法，三三合为九候，故称寸口三部九候法。

二、诊脉的方法

1. 平旦时诊脉

脉象的活动可受人体阴阳气血和脏腑活动的影响。因此，《素问》提出要在平旦（日出时）诊脉，其时夜寐初醒，阳气未动，阴气初散，饮食未进，经脉未盛，络脉调匀，气血未乱，乃可诊有过之脉。对医院的住院患者，最好能选择平旦时诊脉；对门诊患者，应在心平气和、肌肉放松时诊脉。如此诊得的脉象，才是病体的真实状况。

2. 诊脉之初举、次按、再寻

滑寿以中取曰寻、重取曰按；陈修园以中取曰按、重取曰寻，本书宗陈氏之说。以患者之手平置脉枕之上，手掌向上，医者先以中指取定手腕高骨关部，然后下前后二指。先初举（浮取）如三菽之重，轻下于皮肤之上，消息脉的浮象和毛象；次按（中取）如六至九菽之重，按于肌肉之上，消息脉之滑涩弦濡、大小长短等象和来去之势；再寻（重取）如十二至十五菽之重，重按至筋骨之间，消息脉体的坚柔虚实。举按寻每候应 4～5 次，亦可反复进行，察知脉的本来面目。

《难经·五难》云："初持如三菽之重，与皮毛相得者，肺部也；如六菽之重，与血脉相得者，心部也；如九菽之重，与肌肉相得者，脾部也；如十二菽之重，与筋平者，肝部也；按之至骨，举之来疾者，肾部也，故曰轻重也。"笔者实践，用《难经》提倡的五候法来判断五脏的标志性脉和它的虚实，确有较大价

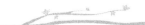

值,但临证时操作可在施行举、按、寻三法中融会贯通。概言之,统称为举、按、寻或浮、中、沉的取法。

3. 三指总按,融进退消息

三指总按乃是举、按、寻中的中取法,寻法(重按至骨)时亦可施行。在浮、中、沉(轻、中、重)取的过程中,三指一进一退,时紧时松,或仰或挽,交替进行,脉的多种形态,浮沉大小,长短紧缓,滑涩弦濡,来去上下,有力无力,自可了然指下。诊察肾气,宜取尺部,应按至筋骨,然后稍稍提举,以候脉之来势。《难经》云:"按之濡,举之来实者,肾也。"常人的肾脉重按时应具柔软之意,退指时则应指有力,且有滑象,即为健康脉。

4. 单指寻究

在三指总按之后,即在寸、关、尺三部分别施以单指的浮、中、沉取法,以了解寸、关、尺三脉的个性。寸为阳脉,主上焦及心、肺之疾(传统以右寸主肺,左寸主心,今人不应机械对待),寸脉之脉形较浮较大,宜轻取而不宜重取,若用沉取或寻法,脉形大多消失。尺为阴脉,主下焦及肾脏之疾(传统以左肾主肾阴,右肾主肾阳,今人亦不应机械对待),尺脉之脉形较沉较实,宜中重取而不宜轻取,若用轻取或举法,难以发现脉形。关脉主中焦及肝脾之疾(传统以左关主肝,右关主脾胃,今人亦不应机械对待),关脉的脉形浮沉适中,浮取脉形尚小,沉取脉形变弱,中取时脉形最显。

5. 候满一百至

中医师诊脉,在举按寻的过程中,至少应候满一百至,一则使举按寻能充分进行;二来三指总按,单指寻究亦需三四十至。《素问》言候满五十至,并不包括单指寻究在内,何况,候的至数太少,难以发现结、代脉及乍疏乍数、乍大乍小等脉。

6. 以呼吸测脉的至数

今时之医,测脉的至数,用秒表对照,不过以医者的呼吸来测脉的方法,仍有实用意义。《素问》云:"人一呼脉再动,一吸脉再动,呼吸定息,共五动,命曰平人。"一呼一吸四动以下者曰迟脉,为少气;一呼一吸六至者曰数脉,七至或七至以上者为疾脉。

第四节　正常脉象与病理脉象

一、正常脉象

正常脉象古称平脉，是健康无病之人的脉象。正常脉象的形态是三部有脉，一息四至（闰以太息五至，相当 72～80 次/min），不浮不沉，不大不小，从容和缓，柔和有力，节律一致，尺脉沉取有一定力量，并随主理活动和气候环境的不同而有相应的正常变化。正常脉象有三个主要特点。

1. 脉有胃气及脉贵有神

本说始出《黄帝内经》，《素问·五脏别论》谓："胃为水谷之海，六腑之大源，五味入口藏于胃，以养五脏气，气口亦太阴也，是以五脏六腑之气味，皆出于胃，变见于寸口。"《灵枢·始终篇》谓："邪气来也紧而疾，谷气来也徐而和。"《素问·玉机真藏论》谓："脉弱以滑，是有胃气。"因此，脉有胃气的解释，即脉象平稳而有神气，此脉充盈和缓，流畅滑利，不疾不徐，脉形柔滑清纯，浮沉大小长短得体，累累不绝。"人绝水谷则死，脉无胃气则死。"说明了胃气脉是健康的象征。代表心、肝、脾、肺、肾功能的脏气脉中，都含有胃气脉而且占主导地位；病理性脉象，有胃气则吉，无胃气则凶。《素问·平人气象论》指出："春脉和肝脉应是弦少胃多脉，弦多胃少则病，但弦无胃则危；冬脉和肾脉应是石少胃多脉，石多胃少则病，但石无胃则危……"说明了胃气脉的性质和重要意义。由此可见，各种走向极端的病理脉，如极浮、极沉、极迟、极数、极滑、极涩、极细、极濡等，皆是无胃气的表现，但毛、但钩、但濡、但弦、但石而无胃气，即是肺、心、脾、肝、肾的真脏脉，是脏气绝的表现。

2. 脉贵有根

本说出自《难经》，四难及十四难指出："寸主心肺、尺主肾及命门，命门乃生气之原，脏腑及十二经之根本，如上部有脉，下部无脉，其人当吐不吐者死；如上部无脉，下部有脉，虽困无能危害，所以然者，譬如人之有尺，犹树之有根,枝叶虽枯,根本将自生,脉有根本,人有原气,故知不死。"后人根据《难经》此说,认定有根之脉,表现为尺脉中、沉取时充盈有力,累累不绝且具《难经》所言有濡、滑相兼的和缓现象,其形成有赖肾气旺盛,精血充盈而能濡润诸脏。本说得到了后世医家的认同,《脉经》谓"诸浮脉无根者死""脉漱漱如羹上肥者阳气绝,萦萦如蜘蛛丝者阴气绝""肺死状,按之弱如葱叶,下无根者死"。元、明、清时代的脉学专书如《诊家枢要》《诊家正眼》《脉说》均有脉贵有根的论述。清末民初,全国名中医医案均以尺部中、沉取时脉是否充盈和缓,作为有根无根及肾气脉旺盛的根据,并提供了大量的临床资料。

3. 与四时、六气、昼夜相应

寒暑交替,日月盈亏,风、寒、暑、湿、燥、火各主时令,人在气交之中,脉象为之应变,今人称之为生物钟现象,古代医哲家早有发现。《素问·平人气象论》谓:"春胃微弦曰平……夏胃微钩曰平……长夏胃微软曰平……秋胃微毛曰平……冬胃微石曰平……"所言的即是生理脉在四时中的应变。《素问·金匮真言论》言:"厥阴之至其脉弦,少阴之至其脉钩,太阴之至其脉沉,少阳之至大而浮,阳明之至短而涩,太阳之至大而长。"所言的即是生理脉在六气主令中的应变,其验证方法为大寒至春分厥阴风木主令时,多见弦象脉;春分至小满少阴君火主令时,多见钩象脉;小满至大暑少阳相火主令时,多见浮大脉等。

以下因素对人体脉象的变化也有一定的影响。①地理环境:地理环境也能影响脉象,如南方地处低下,气候偏温,空气湿润,人体肌腠缓疏,故脉多细软或略数;北方地势高,空气干燥,气候偏寒,人体肌腠紧缩,故脉多表现沉实。②四季气候:由于受气候的影响,正常脉象的变化是,春三月,六部脉微弦;夏三月,六部脉微洪(钩);秋三月,六部脉微浮(毛);冬三月,六部脉微沉(石)。因为春季虽然阳气已升,但阳气尚未充盛,阴寒未尽除,气机有约束之象,故脉象稍带弦象。夏季阳气已盛,脉气来势盛而去势衰,故脉象稍带洪象,如钩之状。秋季气候转凉,阳气欲敛,脉象原有的洪势已减,应指轻而如毛,故稍带浮的状态。冬季气候寒冷,阳气潜藏,脉势沉而搏指有力,如石之下沉。③性别:妇女脉象较男子濡弱而略快,妇女婚后妊娠,脉常见滑数而冲和。④年龄:年龄越小,脉搏越快,婴儿每分钟脉搏 120～140 次;五六岁的幼儿,每分钟脉搏 90～110 次;年龄渐长则脉象渐和缓。青年体壮脉搏有力;老人气血虚弱,精力渐衰,脉搏较弱。⑤体格:身躯高大的人,脉的显现部位较长;矮小的人,脉的显现部位较短,瘦人肌肉薄,脉常浮;肥胖的人,皮下脂肪厚,脉常沉。凡常见六脉沉细等同,而无病象的叫做六阴脉;六脉常见洪大等同,而无病象的,叫做六阳脉。⑥情志:一时性的精神刺激,脉象也发生变化,如喜则伤心而脉缓,怒则伤肝而脉急,惊则气乱而脉动等。此说明情志变化能引起脉象的变化,但当情志恢复平静之后,脉象也就恢复正常。⑦劳逸:剧烈运动或远行,脉多急疾;人入睡之后,脉多迟缓;脑力劳动之人,脉多弱于体力劳动者。⑧饮食:在进食之后脉多有力;饮酒之后脉多数而有力;饥饿时脉象稍缓而无力。此外,有些人因为血脉循行走向的变异,其脉不见于寸口,从尺部斜向手背,名曰斜飞脉;若完全显现于寸口的背侧,名叫反关脉;还有出现于腕部其他位置的。这些都属于生理性的特异脉位,即桡动脉解剖位置的变异,不属病脉。

二、病理脉象

1. 运用量(级)值概念,判断脉象的过与不及

中医学在长期的临床实践中,发现病理性脉象中总有一些超常的表现,太过或不及是其主要规律,因此,在"知常达变"的指导思想下,以模糊数学的理念,运用微、甚、绝(极)的概念,来判断过与不及变量的程度。

《素问·平人气象论》谓:"春胃微弦曰平,弦多胃少曰肝病,但弦无胃曰死。"说明了古代中医师运用量(级)值来识辨病脉的方法。一个临床较久,重视脉诊的中医师,掌握脉的常态,辨识太过、不及和轻、中、重的程度还是比较容易的,故这一方法延续2 000多年仍为当今中医师所乐用。

值得注意的是,微弦、微滑、微浮、微沉等轻量级变化的病理脉,在常人生活中亦能出现,区别它是生理还是病理则应该通过动态观察及脉证相参来决定。不过,当临床者遇微与弱、甚与极量级(ⅡO~ⅢO)的病脉时,一般不应视为生理而应作为病理脉看待。有作者采用模拟定量(级)的方法,根据证、舌、苔、脉的四诊信息,分别定出3~4个量级,判断其何者为轻(ⅠO)、何者为中(ⅡO)、何者为重(ⅢO),为脉诊提供参考标准。

2. 重视兼象脉的病理意义

脉象大多具有兼象,常人的兼象脉均符合生理,病者的兼象脉均超越合理范围。《素问·脉要精微论》谓:"有脉俱沉细数者、少阴厥也;沉细数散

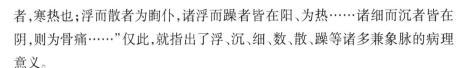

者,寒热也;浮而散者为眴仆,诸浮而躁者皆在阳、为热……诸细而沉者皆在阴,则为骨痛……"仅此,就指出了浮、沉、细、数、散、躁等诸多兼象脉的病理意义。

汉代张仲景十分重视兼象脉和主脉的内在联系,在《伤寒论》里,伤寒表实脉浮紧,风邪汗解后脉浮缓,风温脉浮洪,风湿脉浮涩,热邪入里脉沉数、沉滑,内痛、内胀脉沉紧,均表达了兼象脉诊断表里、寒热、虚实等变化的重要价值。实践出真知,中医学在长期实践中发现,浮脉不仅主表证,亦主内伤,区别点亦为浮脉的兼象。表邪或表实证多见数、滑、紧等实证的兼象,内伤证多见芤、弱、小等虚证的兼象。再以沉脉为例,沉主里实,亦主里虚。里实证中,沉数、沉滑每为里热;沉迟多为里寒;沉紧多为里水、内痛。里虚证中,沉细多为肾阳衰微;沉涩多为气虚血少。此等脉象,主脉仅代表病位,兼象则代表病性,可见兼象脉的诊断价值多么明确,又多么重要。

3. 重视寸、关、尺三脉及脉象来去的个性及它们的内在联系

(1)寸脉较浮,宜轻取而不耐重取,代表心气的如钩脉,代表肺气的如浮脉,代表外感病表证的病理脉,寸部最易表现;如钩脉和如浮脉的过与不及,常是心肺功能的病态表现。寸脉反常太过,两寸特别浮大时,常是温热袭肺,肺气壅盛的表现;寸脉浮而弦紧,尺脉反虚,此乃下虚上实,肝风上扰的表现;关、尺沉实,寸亦沉实,溢上鱼际,为阴寒太盛,阴乘阳位,称溢脉或关阴脉;寸脉极浮极大,覆过尺部,为阳热亢极,阳乘阴位,称覆脉或格阳脉。

覆脉和溢脉是阴阳关格之象,《难经》称真脏脉,亦是危脉。寸脉反常而不及,见小弱脉时,常是肺气或心气虚损的表现;寸脉微而涩、尺脉沉而弦(阳微阴弦脉),常是胸痹心痛的表现。寸脉大而尺脉小即《素问》所称的前大后小脉,多见于虚阳上亢的头痛目眩;寸脉小而尺脉大即《素问》所称的前小后大脉,多见于肺胀、肺痹,见胸闷气短。寸脉与关尺脉同时沉细,常是肾阳衰微,心肺之阳亦衰的表现。

(2)尺脉较沉,宜重取而不宜轻取,代表肾气的如营脉应在尺部诊取;肾及下焦的某些疾患,亦以尺部最易表现。如营脉的太过(实大)不及(濡弱)亦是肾气的过与不及。尺脉太过见洪实脉时,常是命门火旺的表现;见浮大无力脉时,常是阴虚阳亢的表现;见沉实而牢时,常是寒积于内的表现;尺脉极弦而硬(肾的真脏脉),常是肾精枯竭,肝风内动的表现。尺脉反常而不及,见虚弱短小时,常为肾气不足的表现;见沉细弱小时,常为肾阳衰微的表现。

（3）关脉居中，不浮不沉而宜中取，代表脾气的如缓脉和代表肝气的如弦脉宜在关部诊取，如缓脉和如弦脉的过与不及，亦是脾气和肝气的过与不及。滑、涩、弦、濡、缓、紧、虚、实、强、弱等病脉，在关部最易表达（变量严重时寸、关、尺三部均可表达；变量不重时寸、尺部未必显现而关部可见）。因此不少病脉，如代表中气虚的濡细脉、代表肝阳痰火的弦滑脉、代表痰浊瘀阻的弦涩脉、代表胃胀胃痛的沉实脉、代表老年气虚的濡弦脉、无力的虚脉和有力的实脉，均可独现于关部或以关脉最为明显。在某种场合下，关部脉的个性改变与寸、尺部脉的个性改变既可分道扬镳，又有内在联系。例如，《伤寒论》太阳病邪内陷结胸已成者，关独沉紧（沉指重取）而寸脉犹浮；《金匮要略》血虚外感的浮弱脉，浮现于寸部而弱在关部；临床常见的阴虚阳亢证所现的虚弦脉，虚在尺部而弦在关部。这些状况，均需临床者注意寸、关、尺的个性改变才能发现。

脉象来去之间的反常，亦是病脉，作者按脉象图分析，来徐即为涩、迟等阴脉，来疾多为弦、大、滑、数等阳脉；去徐即为迟、缓脉，去疾多为短、小脉。《素问》所言的"来疾去徐，上实下虚，为厥巅疾"，实为弦劲而迟脉，此脉多见于肾精大亏、肝风上扰，多患头痛，常有高血压、动脉硬化、高动力心血循环的病理。《素问》所言的"来徐去疾、上虚下实，为恶风也"，实为短涩迟脉，多见于胸痹病心肺虚损，气阳虚馁的患者，恶风寒为其常见表现。

4. 脉、舌、症相参

常人与患者的脉象，均可受饮食、情绪、作息、气温等因素的影响而改变。素有顽疾，病脉已经定型，新现的疾病，往往不能改变原来的脉形或改变甚微。因此，临床者在现场时仍应使用脉、舌、症互参的方法，具体分析。多数场合，脉、舌、症的病理信息是同步发展的，互相佐证，可及时确诊。若脉与现症和舌象不符，则可分别轻重，做出取舍，先作疑似诊断，再做动态观察。当脉、舌、症的信息均有价值但又各有所主时，可做多层次的诊断及兼证或夹证的诊断，在治疗过程中继续求证。

5. 重视真脏脉

真脏脉乃脏气将绝时的一种脉象，前人称为死脉，故为临床者所重视。《素问·玉机真藏论》谓："肝脉如弦，心脉如钩，脾脉如缓，肺脉如浮（毛），肾脉如营（石）。"又谓："真肝脉至，中外坚如循刀刃，责责然如按琴瑟弦，色青白不泽，毛折乃死。真心脉至，坚而搏，如循薏苡子，累累然，色赤黑不泽,毛折乃死。真肺脉至,大而虚,如毛羽中人肤,色白赤不泽,毛折乃死。真肾脉至,搏而绝,如指弹石,辟辟然,色黑黄不泽,毛折乃死。真脾脉至,弱而乍疏乍数,色黄青不泽,毛折乃死。"真肝脉的形态,应具极弦而坚、锐、硬触手,坚急如新张之弓弦的特点;真肺脉的形态,应具浮大虚极,如触羽毛,稍按即失的特点;真心脉的形态,应具短小如粒,坚搏而硬,无来去悠扬之势等特点;真肾脉的形态,应具坚搏而绝,譬如弹石,重按体势不减的特点;真脾脉的形态,应具极濡而弱,稍按即无,甚至乍疏乍数的特点。临床者遇此脉象,若同时有望诊上气色的变化,确可作为脏气将绝的诊断。不过五脏脏气将绝之时,还可出现其他现象的真脏脉,如七怪脉中的雀啄脉、虾游脉、屋漏脉等。弹石脉即七怪脉之一,本身即是肾气绝的真脏脉。作者还发现肺气将绝的患者,出现了极度的毛脉,此脉细小而浮,应指如毛,稍按即无,颇具特点。

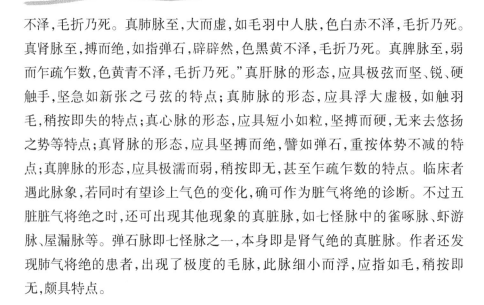

第五节　病理脉象分类与主病

疾病反映于脉象的变化,叫做病脉。一般来说,除了正常生理变化范围以及个体生理特异之外的脉象,均为各病脉。不同的病理脉象,反映了不同的病症,我国最早的脉学专书《脉经》提出 24 种脉象,《景岳全书》提出16 种,《濒湖脉学》提出 27 种,明代李中梓的《诊家正眼》又增加疾脉,故近代多从 28 脉论述。

一、浮脉类

浮脉类的脉象,有浮、洪、濡、散、芤、革 6 脉。因其脉位浅,浮取即得,故归于一类。

1. 浮脉

脉象轻取即得,重按稍减而不空,举之泛泛而有余,如水上漂木主病表证、虚证。

浮脉主表,反映病邪在经络肌表部位,邪袭肌腠,卫阳奋起抵抗,脉气鼓动于外,脉应指而浮,故浮而有力。内伤久病体虚,阳气不能潜藏而浮越于外,亦有见浮脉者,必浮大而无力。

2.洪脉

脉象洪脉极大,状若波涛汹涌,来盛去衰。主病里热证。洪脉的形成,是由于阳气有余,气壅火亢,内热充斥,致使脉道扩张,气盛血涌,故脉见洪象。若久病气虚或虚劳,失血,久泄等病证而出现洪脉,是正虚邪盛的危险证候或为阴液枯竭,孤阳独亢或虚阳亡脱。此时,浮取洪盛,沉取无力无神。

3.濡脉

脉象浮而细软,如帛在水中。主病虚证,湿证。濡脉主诸虚,若为精血两伤,阴虚不能维阳,故脉浮软,精血不充,则脉细;若为气虚阳衰,虚阳不敛,脉也浮软,浮而细软,则为濡脉。若湿邪阻压脉道,亦见濡脉。

4.散脉

脉象浮散无根,至数不齐。如杨花散漫之象。主病元气离散。

散脉主元气离散,脏腑之气将绝的危重证候。因心力衰竭,阴阳不敛,阳气离散,故脉来浮散而不紧,稍用重力则按不着,漫无根蒂;阴衰阳消,心气不能维系血液运行,故脉来时快时慢,至数不齐。

5.芤脉

脉象浮大中空,如按葱管。主病失血,伤阴。

芤脉多见于失血伤阴之证,故芤脉的出现与阴血亡失,脉管失充有关,因突然失血过多,血量骤然减少,营血不足,无以充脉,或津液大伤,血不得充,血失阴伤则阳气无所附而浮越于外,因而形成浮大中空之芤脉。

6.革脉

脉象浮而搏指,中空外坚,如按鼓皮。主病亡血、失精、半产、漏下。

革脉为弦芤相合之脉,由于精血内虚,气无所附而浮越于外,如之阴寒之气收束,因而成外强中空之象。

二、沉脉类

沉脉类的脉象,有沉、伏、弱、牢 4 脉。脉位较深,重按乃得,故同归于一类。

1. 沉脉

脉象轻取不应,重按乃得,如石沉水底。主病里证。亦可见于无病之正常人。

病邪在里,正气相搏于内,气血内困,故脉沉而有力,为里实证;若脏腑虚弱,阳气衰微,气血不足,无力统运营气于表,则脉沉而无力,为里虚证。

2. 伏脉

脉象重手推筋按骨始得,甚则伏而不见。主病邪闭,厥证,痛极。

因邪气内伏,脉气不能宣通,脉道潜伏不显而出现伏脉;若阳气衰微欲绝,不能鼓动血脉亦见伏脉。前者多见实邪暴病,后者多见于久病正衰。

3. 弱脉

脉象极软而沉细。主病气血阴阳俱虚证。

阴血不足,不能充盈脉道,阳衰气少,无力鼓动,推动血行,故脉来沉而细软,而形成弱脉。

4. 牢脉

脉象沉按实大弦长,坚牢不移。主病阴寒凝结,内实坚积。

牢脉之形成,是由于病气牢固,阴寒内积,阳气沉潜于下,故脉来沉而实大弦长,坚牢不移。牢脉主实有气血之分,症瘕有形肿块,是实在血分;无形痞结,是实在气分。若牢脉见于失血,阴虚等病证,是阴血暴亡之危候。

三、迟脉类

迟脉类的脉象,有迟、缓、涩、结4脉。脉动较慢,一息不足四到五至,故同归于一类。

1. 迟脉

脉象脉来迟慢,一息不足四至(相当于每分钟脉搏60次以下)。主病寒证。迟而有力为寒痛冷积,迟而无力为虚寒。久经锻炼的运动员,脉迟而有力,则不属病脉。

迟脉主寒证,由于阳气不足,鼓动血行无力,故脉来一息不足四至。若阴寒冷积阻滞,阳失健运,血行不畅,脉迟而有力。因阳虚而寒者,脉多迟而无力。邪热结聚,阻滞气血运行,也见迟脉,但必迟而有力,按之必实,迟脉不可概认为寒证,当脉症合参。

2.缓脉

脉象一息四至,来去怠缓。主病湿证,脾胃虚弱。

湿邪黏滞,气机为湿邪所困;脾胃虚弱,气血乏源,气血不足以充盈鼓动,故缓脉见怠缓;平缓之脉,是为气血充足,百脉通畅。若病中脉转缓和,是正气恢复之征。

3.涩脉

脉象迟细而短,往来艰涩,极不流利,如轻刀刮竹。主病精血亏少,气滞血瘀,挟痰,挟食。

精伤血少津亏,不能濡养经脉,血行不畅,脉气往来艰涩,故脉涩而无力;气滞血瘀、痰食胶固,气机不畅,血行受阻,则脉涩而有力。

4.结脉

脉象显示脉来缓,时而一止,止无定数。主病阴盛气结,寒痰血瘀,症瘕积聚。

阴盛气机郁结,阳气受阻,血行瘀滞,故脉来缓怠,脉气不相顺接,故时一止,止后复来,止无定数,常见于寒痰血瘀所致的心脉瘀阻证。结脉见于虚证,多为久病虚劳,气血衰,脉气不继,故断而时一止,气血续则脉复来,止无定数。

四、数脉类

数脉类的脉象,有数、疾、促、动4脉。脉动较快,一息超过五至,故同归一类。

1.数脉

脉象一息脉来五至以上。主病热证。有力为实热,无力为虚热。

邪热内盛,气血运行加速,故见数脉。因邪热盛,正气不虚,正邪交争剧烈,故脉数而有力,主实热证。若久病耗伤阴精,阴虚内热,则脉虽数而无力。若脉显浮数,重按无根,是虚阳外越之危候。

2.疾脉

脉象为脉来急疾,一息七、八至。主病阳极阴竭,元阳将脱。

实热证阳亢无制,真阴垂危,故脉来急疾而按之益坚。若阴液枯竭,阳气外越欲脱,则脉疾而无力。

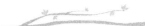

3. 促脉

脉象为脉来数,时而一止,止无定数。主病阳热亢盛,气血痰食郁滞。

阳热盛极,或气血痰饮,宿食郁滞化热,正邪相搏,血行急速,故脉来急数。邪气阻滞,阴不和阳,脉气不续,故时一止,止后复来,指下有力,止无定数。促脉亦可见于虚证,若元阴亏损,则数中一止,止无定数,必促而无力,为虚脱之象。

4. 动脉

脉象为脉形如豆,厥厥动摇,滑数有力。主病痛证、惊证。妇女妊娠反应期可出现动脉,这对临床诊断早孕,有一定价值。

动脉是阴阳相搏,升降失和,使其气血冲动,故脉道随气血冲动而呈动脉。痛则阴阳不和,气血不通,惊则气血紊乱,心突跳,故脉亦应之而突跳,故痛与惊可见动脉。

五、虚脉类

虚脉类脉象,有虚、细、微、代、短5脉,脉动应指无力,故归于一类。

1. 虚脉

脉象三部脉会之无力,按之空虚。主病虚证。

气虚不足以运其血,故脉来无力,血虚不足充盈脉道,故按之空虚。由于气虚不敛而外张,血虚气无所附而外浮,脉道松弛,故脉形大而势软。

2. 细脉

脉象为脉细如线,但应指明显。主病气血两虚,诸虚劳损,湿证。

细为气血两虚所致,营血亏虚不能充盈脉道,气不足则无力鼓动血液运行,故脉体细小而无力。湿邪阻压脉道,伤人阳气也见细脉。

3. 微脉

脉象极细极软,按之欲绝,似有若无。主病阴阳气血诸虚,阳气衰微。

阳气衰微,无力鼓动,血微则无以充脉道,故见微脉。浮以候阳,轻取之似无为阳气衰。沉以候阴,重取之似无是阴气竭。久病正气损失,气血被耗,正气殆尽,故久病脉微,为气将绝之兆;新病脉微,是阳气暴脱,亦可见于阳虚邪微者。

4.代脉

脉象为脉来时见一止,止有定数,良久方来。主病脏气衰微,风证,痛证。

脏气衰微,气血亏损,以致脉气不能衔接而歇止,不能自还,良久复动。风证、痛证见代脉,因邪气所犯,阻于经脉,致脉气阻滞,不相衔接为实证。代脉亦可见于妊娠初期的孕妇,因五脏精气聚于胞宫,以养胎元,脉气一时不相接续,故见代脉。然非妊娠必见之脉,仅见于母体素弱,脏气不充,更加恶阻,气血尽以养胎,脉气暂不接续所致。

5.短脉

脉象首尾俱短,不能满部。主病气病。有力为气滞,无力为气虚。

气虚不足以帅血,则脉动不及尺寸本部,脉来短而无力。亦有因气郁血瘀或痰滞食积,阻碍脉道,以致脉气不伸而见短脉,但必短而有力,故短脉不可概作不足之脉,应注意其有力无力。

六、实脉类

实脉类脉象,有实、滑、弦、紧、长等5脉,脉动应指有力,故归于一类。

1.实脉

脉象三部脉举按均有力。主病实证。

邪气亢盛而正气不虚,邪正相搏,气血壅盛,脉道紧满,故脉来应指坚实有力。平人亦可见实脉,这是正气充足,脏腑功能良好的表现。平人实脉应是静而和缓,与主病之实脉躁而坚硬不同。

2.滑脉

脉象往来流利,如珠走盘,应指圆滑。主病痰饮、食积、实热。

邪气壅盛于内,正气不衰,气实血涌,故脉往来甚为流利,应指圆滑。若滑脉见于平人,必滑而和缓,总由气血充盛,气充则脉流畅,血盛则脉道充盈,故脉来滑而和缓。

妇女妊娠见滑脉,是气血充盛而调和的表现。

3.弦脉

脉象端直以长,如按琴弦。主病肝胆病,痰饮,痛证,疟疾。

弦脉是脉气紧张的表现。肝主疏泄,调物气机,以柔和为贵,若邪气滞

肝,疏泄失常,气郁不利则见弦脉。诸痛、痰饮,气机阻滞,阴阳不和,脉气因而紧张,故脉弦。疟邪为病,伏于半表半里,少阳枢机不利而见弦脉。虚劳内伤,中气不足,肝病染脾,亦觉见弦脉。若弦而细劲,如循刀刃,便是胃气全无,病多难治。

4.紧脉

脉象为脉来绷急,状若牵绳转索。主病寒证、痛证。

寒邪侵袭人体,与正气相搏,以致脉道紧张而拘急,故见紧脉。诸痛而见紧脉,也是寒邪积滞与正气激搏之缘故。

5.长脉

脉象首尾端长,超过本位。主病肝阳有余,火热邪毒等有余之症。

身体健康之人正气充足,百脉畅通无损,气机升降调畅,脉来长而和缓;若肝阳有余,阳盛内热,邪气方盛,充斥脉道,加上邪正相搏,脉来长而硬直,或有兼脉,为病脉。

在28病脉中,有单一脉与复合脉之别。有的脉在位、数、形、势方面仅有单一的变化,如浮脉、沉脉表现为脉位的变化,迟脉、数脉表现为至数的变化。这种单方面变化而形成的脉象,称单一脉。许多脉象要从位、数、形、势多方面综合体察,才能进行区别。如弱脉由虚沉小三脉合成,牢脉由沉、实、大、弦、长五脉合成,浮大有力势猛为洪脉等,这种由两个或两个以上方面的变化而形成的脉象,称复合脉。单一脉往往不能全面反映疾病的本质,而复合脉则可以从多方面反映疾病的情况,除了上述二十八脉之外,还常出现数种脉象并见的相兼脉。如浮紧、浮缓、沉细、滑数等。

第六节　相兼脉及其主病

凡两种或两种以上的单因素脉相兼出现,复合构成的脉象即称为"相兼脉"或"复合脉"。

由于疾病是一个复杂的过程,可以由多种致病因素相兼致病,疾病中邪正斗争的形势会不断发生变化,疾病的性质和病位亦可随之而变。因此,病人的脉象经常是两种或两种以上相兼出现。

有的脉象居于单因素脉，如浮、沉、迟、数、长、短、大、细等脉便属此类；而有些脉本身就是由几种单因素脉合成的，如弱脉是由沉、细、软三种因素合成，濡脉是由浮、细、软三种因素合成，动脉由滑、数、短三者合成，牢脉由沉、实、大、弦、长五种合成。

实际上临床所见脉象基本上都是复合脉，因为脉位、脉次、脉形、脉势等都只是从一个侧面论脉，而诊脉时则必须从多方面进行综合考察，论脉位时不可能不涉及脉之次、形、势，其余亦然。如数脉，必究其是有力还是无力，是浮数还是沉数，是洪数还是细数等。

临床常见的相兼脉及其主病主要有以下几类。

浮紧脉：多见于外感寒邪之表寒证，或风寒痹病疼痛。

浮缓脉：多见于风邪伤卫、营卫不和的太阳中风证。

浮数脉：多见于风热袭表的表热证。

浮滑脉：多见于表证夹痰，常见于素体多痰湿而又感受外邪者。

沉迟脉：多见于里寒证。

沉弦脉：多见于肝郁气滞，或水饮内停。

沉涩脉：多见于血瘀，尤常见于阳虚而寒凝血瘀者。

沉缓脉：多见于脾虚，水湿停留。

沉细数脉：多见于阴虚内热或血虚。

弦紧脉：多见于寒证、痛证，常见于寒滞肝脉或肝郁气滞等所致疼痛。

弦数脉：多见于肝郁化火或肝胆湿热、肝阳上亢。

弦滑数脉：多见于肝火夹痰、肝胆湿热或肝阳上扰、痰火内蕴等。

弦细脉：多见于肝肾阴虚或血虚肝郁、肝郁脾虚等。

滑数脉：多见于痰热、湿热或食积内热。

洪数脉：多见于阳明经证、气分热盛，多见于外感热病。

只要不是性质完全相反的脉，一般均可相兼出现，这些相兼脉象的主病往往就是各种单因素脉象主病的综合。

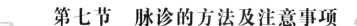

第七节　脉诊的方法及注意事项

一、选择合适的时间

诊脉以平旦为最好,"诊法常以平旦,阴气未动,阳气未散,饮食未进,经脉未盛,络脉调匀,气血未乱,故乃可诊有过之脉"。早晨机体内外环境均较安静,脉象能如实反映病情,医者可获无内外因素干扰的资料。古人很早就注意到,由于体力活动、精神、饮食之干扰,都能使脉象出现一时性变化,如疾行、剧烈运动后脉弦数有力,愤怒后脉多弦大,饮酒之后脉洪大弦滑,食后右脉浮滑。

以上所述是诊脉理想时间,但非指其他时间不能诊脉。笔者认为,读医书不难,治病则难;但治病虽难,而诊断更难;惟诊断之难,在于辨证。一生治病,无可赠言,最要者辨证两字而已。辨证不清,焉能治病?若遇有病则随时皆可以诊,不可以"平旦"为拘也。

二、病人保持适当的体位

诊脉时病人最好端坐,将前臂自然向前展平,在腕下放以松软的布袋。如不能坐也可以仰卧,将手向前伸平。但忌侧卧,因为侧卧时下面的臂部受压,或上臂扭转,都可以影响血流,可能影响脉搏变化。

三、布指和单按总按

诊脉下指首以中指端按掌后高骨内侧关部(桡骨头定为关部),然后把示指放在中指之前,从关前至鱼际的适中距离的寸脉之上,然后放无名指于中指之后的尺脉部位上。病人臂长者布指略疏,臂短者布指略密,总以适中为度。

部位取准后,三指用同样力量按诊三部脉象,谓之总按,用以探寻寸、关、尺三部和左右手脉的全部情况。三部左右六脉为浮为沉;为尖疾或粗徐;寸关尺三部俱沉尖细浮大,抑或寸关尺的某一部沉;三部俱浮,抑或某一部浮;是尺盛于寸,或寸盛于尺;是左脉大于右脉,还是右脉大于左脉,都要通过总按,以寻到左右和尺寸全部的脉象。疾病影响整体时则六脉皆变,如外邪侵袭体表身发冷热,则六脉皆浮尖数滑,而右脉浮大或浮滑必较左脉为甚;如寸大尺细小多为阴虚阳亢,高血压、冠心病、心肌梗死等病多见之。

加压时三指用力要均匀适度,认真探索脉管紧度,脉搏至数的快慢,节律是否正常;然后再根据某部脉象的反常,采取单按的方法,即用中指和示指(或中指与无名指)在反常脉的部位反复寻按,认真探索脉象性状。如右脉浮粗大虚,独右关脉沉小,知胃有宿疾;若脉沉滑尖细急小,为食热壅滞;如脉现沉弦数细尖,为肝气犯胃;若脉独沉涩,为脾胃虚寒;若右脉偏沉细,惟右寸浮大细尖滑,为风热犯肺,多为淋巴性肺癌、肺不张、肺囊肿;若右尺浮滑细尖小数,为湿热下注或风火下犯膀胱,可有尿急、尿频、尿血,多为结石、性病等所致。

四、脉象的齐变和独异不同,初诊与久按有别

人体受外邪侵袭或情欲损伤影响整体时,则两手之脉均将发生变化。如外感风寒或温热,则左右脉皆浮紧,或浮大、滑数、沉细、尖硬,其脉皆右脉大于左脉。如急性胃炎、胃十二指肠球部溃疡、胆囊炎、胆结石、胰腺癌,可出现身发冷热,呕恶不思食,是局部病变而影响整体,其脉象多六脉弦数或弦滑,细、尖、粗、小、急,右关较甚;急慢性肝炎如乙型肝炎、甲型肝炎或肝癌、肝硬化腹水,则脉弦大或弦数,六脉俱弦,以左关为甚。脉象齐变是六脉都发生变化。

独异是六脉中某一部脉异常,如慢性疾病未影响整体,常某一脉独异。如慢性胃病、胃溃疡、胆囊炎、胆结石,右关脉多沉弦,或沉滑,或沉涩;慢性胃病发作时未影响到整体者不发热,仅出现胃脘胀痛、胃灼热感、呕吐、消化不良等症,右关浮大弦滑较甚,沉细较轻;如脾虚胃弱,则右关细弱;如湿热壅滞下焦(多出现于泌尿系统感染),尺脉多沉滑,或弦数,或细尖粗较寸关部为明显;如肺热咳喘,右寸多滑数,或沉滑、细尖,均说明脉象与脏腑之关系。

诊脉往往有初按与久按之不同。脉有初按大,按久索然;有初按濡软,按久搏指;亦有下指微弦,按久微缓者。张璐《诊宗三昧》载有初诊久按

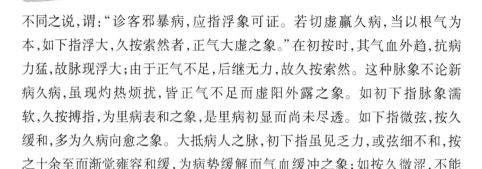

不同之说,谓:"诊客邪暴病,应指浮象可证。若切虚羸久病,当以根气为本,如下指浮大,久按索然者,正气大虚之象。"在初按时,其气血外趋,抗病力猛,故脉现浮大;由于正气不足,后继无力,故久按索然。这种脉象不论新病久病,虽现灼热烦扰,皆正气不足而虚阳外露之象。如初下指脉象濡软,久按搏指,为里病表和之象,是里病初显而尚未尽透。如下指微弦,按久缓和,多为久病向愈之象。大抵病人之脉,初下指虽见乏力,或弦细不和,按之十余至而渐觉雍容和缓,为病势缓解而气血缓冲之象;如按久微涩,不能应指,或渐觉弦硬者,多为正气虚损太甚,外邪未解之象,预后较差。

五、诊脉要专念虑平气息

一呼一吸谓之一息,平息即以正常一呼一吸的时间数病人脉搏的至数。古人以自己的呼吸测病人脉搏至数,故脉的迟数均以一息几次计算。现在有秒表,对于诊脉有一定的帮助。为练习诊脉的基本功,仍以争取不用表为宜。

平息的另一方面具有平调之意。古人谓诊脉应慎容止、专念虑、调鼻息,就是要求思想集中、心平气和、全神贯注以诊脉象。

六、运指应注意举、按、寻

举、按、寻为诊脉时运用指力的轻重和挪移以探索脉象的手法。轻手循之曰举,重手取曰按,不轻不重委曲求之曰寻。初持脉时,轻手以候之,脉见于皮肤之间者曰举,用以察阳气之盛衰;重手得之脉于肌肉之下曰按,按法用以测阴气之盈虚;不轻不重而取之,其脉应于血肉之间者曰寻,以候脾胃之强弱。换言之,举是轻轻地按在皮肤之上,按是向下按至筋骨,寻是推寻,是体察脉管的性状。正常脉象平滑柔软,有弹性而不强硬;如果脉象有坚硬如铅笔样感觉,或如绳索及蛇行样感觉,则多为动脉硬化,要体察这种脉象,非用寻法不能发觉。

持脉时,应注意脉搏的频率与节律。正常人一息四至,即 60~80 次/min,妇女与儿童较快,身体素弱者亦可稍快。节律包括脉搏的间隔、脉力的强弱、波幅高低是否一致,正常情况下应间隔匀调、脉力一致、波幅上下整齐。但青少年与老年人在正常情况下,有时可发生呼吸性不整脉,就是表现为在吸气时较快,呼气时较慢,这在诊断时一般容易被忽略,而用机械描写的方法则较易发现。另有动脉位置异常者,多在列缺上绕向手背(即反关脉,切之脉浮,无诊断意义)。

七、候脉必满五十

《灵枢·根结》说:"持其脉口,数其至也,五十动而不一代者,五脏皆受气。"汉代张仲景也十分重视"五十动"的说法,曾在《伤寒论》序言中批判那些仓促持脉而随便作出诊断的医生说:"动数发息,不满五十,短期未知决诊,九候曾无仿佛……夫欲视死别生,实为难矣。"考其意义:一方面用以了解五十动中有无促、结、代脉搏,并可了解五脏的全部情况;另一方面说明诊脉不能草率从事,必须以辨清脉象为目的(如果第一个五十动仍判断不清楚,延至第二或第三个五十动,一般时间是 5～10 min,必要时可以多一些)。

八、运用指法

人之三指参差不齐,持脉时必使指头齐平、节节相对,方可按脉。又三指端之皮肉,示指感觉最灵敏,中指最厚,无名指更厚,故诊脉时必须用指端棱起如线者,名曰指目,用指目以按脉之脊,方能脉象显然。若指甲不加勤剪,指不能直立,以指端厚肉按脉,易生错觉。诊脉时,以三指平按或三指垂直下按均不适当,最好以 35°斜按,不仅指目感觉较灵敏,也便于推寻。

第八节 阴阳脉法的理论与临证意义

西晋王叔和集《黄帝内经》《难经》《伤寒杂病论》及魏晋以前历代医家脉学精华,结合自己的临证经验,编撰《脉经》,构建了中医脉学体系,开创了后世脉法之规范,具有里程碑的意义。《脉经》继承和发扬了前人以"阴阳为纲"论述脉理的方法,彰显"阴阳脉法",为后世学习脉法提供了方法要领。

《内经》云:"阴阳者,天地之道也,万物之纲纪,变化之父母,生杀之本

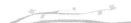

始,神明之府也,治病必求于本""善诊者,察色按脉,先别阴阳",张介宾在《景岳全书》中说"凡诊病施治,必须先审阴阳,乃为医道之纲领""设能明彻阴阳,则医理虽玄,思过半矣"。所以辨别脉之阴阳属性对于临证尤为重要。

一、"阴阳"脉法的提出

《素问·阴阳应象大论》云:"阴阳者,天地之道也,万物之纲纪,变化之父母,生杀之本始,神明之府也,治病必求于本……善诊者,察色按脉,先别阴阳。"《素问·征四失论》反向提出:"诊不知阴阳逆从之理,此治之一失矣。"《素问·脉要精微论》则明确指出:"微妙在脉,不可不察,察之有纪,从阴阳始……故声合五音,色合五行,脉合阴阳。"《金匮要略·妇人杂病脉证并治》告诫:"三十六病,千变万端,审脉阴阳,虚实紧弦,行其针药,治危得安。"后世张介宾于《景岳全书》中指出"凡诊病施治,必须先审阴阳,乃为医道之纲领……医道虽繁,而可以一言蔽之者,曰阴阳而已……设能明彻阴阳,则医理虽玄,思过半矣。"可见,"阴阳为纲"的法则已然成为中医诊脉之根本,辨脉之总纲,利于我们在复杂、抽象的脉学理论中执简驭繁。

《脉经》几乎每篇都穿插着阴阳的轨迹。仅从篇名来看,除去卷五《扁鹊阴阳脉法第二》外,另有卷一《辨尺寸阴阳营卫度数第四》《两手六脉所主五脏六腑阴阳逆顺第七》《辨脏腑病脉阴阳大法第八》《辨脉阴阳大法第九》和卷二《平三关阴阳二十四气脉第一》5篇篇名涉及"阴阳"二字。专篇论述主要集中在《辨脏腑病脉阴阳大法第八》《辨脉阴阳大法第九》《平三关阴阳二十四气脉第一》3篇中,且《辨脉阴阳大法第九》中直接提及"脉有阴阳之法"。

宋代林亿等在《校定脉经序》中指出:"臣等观其书,叙阴阳表里,辨三部九候,分人迎、气口、神门……以举五脏、六腑、三焦、四时之疴",把"叙阴阳"放在首位,可知《脉经》以"阴阳"为书中总纲和法则。另外,《脉经》继承和发扬了张仲景"脉证相应""平脉辨证"的思想,其脉法以阴阳为纲,联系病证阴阳,实属必然。所以,理清《脉经》的阴阳脉法体系,将利于我们更好地研究中医脉学。

二、《脉经》之"阴阳"脉法

(一) 规范脉之"阴阳"

1. 脉位分阴阳

《分别三关境界脉候所主第三》指出："寸后尺前名曰关。阳出阴入,以关为界……寸主射上焦,出头及皮毛竟手。关射中焦,腹及腰。尺射下焦,少腹至足。"《辨尺寸阴阳荣卫度数第四》云:"从关至尺是尺内,阴之所治也;从关至鱼际是寸口内,阳之所治也。"《辨脉阴阳大法第九》明确规定:"关前为阳,关后为阴",即后世所谓"寸阳尺阴"之说。结合《两手六脉所主五脏六腑阴阳逆顺第七》中《脉法赞》云:肝心出左,脾肺出右,肾与命门,俱出尺部",形成了后世脉位分阴阳之法,即:寸脉属阳,主侯上焦心肺、头面、皮毛、手疾;关脉介于阴阳之间,主侯中焦腹部、脾胃、肝胆及腰;尺脉属阴,主侯下焦肾膀胱、少腹及足。据此可知,《脉经》寸口脉法的确立,包括寸口分部及所配脏腑理论的确立,为脉分"阴阳"奠定了基础。

2. 脉形分阴阳

《辨脉阴阳大法第九》云:"脉有阴阳之法,何谓也? 然,呼出心与肺,吸入肾与肝……凡脉大为阳,浮为阳,数为阳,动为阳,长为阳,滑为阳;沉为阴,涩为阴,弱为阴,弦为阴,短为阴,微为阴,是为三阴三阳也"。此段为脉形分阴阳之总纲,指出了因脏腑有阴阳之分,故脉形亦有阴阳之分:"大、浮、数、动、长、滑"脉属阳,"沉、涩、弱、弦、短、微"脉属阴,确定了各种脉形的阴阳分属。《脉经》明确了24种脉形的规范,为脉分"阴阳"奠定了基础。

该篇又提出,"经言:脉有一阴一阳,一阴二阳,一阴三阳;有一阳一阴,一阳二阴,一阳三阴",指出脉形复杂,阴阳脉象常相合互见,出现兼脉,如何从兼脉中辨阴阳? 接后示例:"所以言一阴一阳者,谓脉来沉而滑也;一阴二阳者,谓脉来沉滑而长也;一阴三阳者,谓脉来浮滑而长,时一沉也。所以言一阳一阴者,谓脉来浮而涩也;一阳二阴者,谓脉来长而沉涩也;一阳三阴者,谓脉来沉涩而短,时一浮也"。兼脉阴阳的辨别,仍依据上述脉形分阴阳之总纲确定。

3. 指力分阴阳

《平三关阴阳二十四气脉第一》曰:"左手关前寸口阳绝者,无小肠脉也……左手关前寸口阳实者,小肠实也……左手关前寸口阴绝者,无心脉也……左手关前寸口阴实者,心实也"。该段将切脉指力分阴阳:"阳"为浮取,用力轻浅;"阴"为沉取,用力较重。左、右寸关尺三部均有"阳实,阳绝,阴实,阴绝"之脉,分别候脏腑的不同病变。以左寸候为例:阳绝,即浮取不应,浮取候小肠(阳),不应为小肠病虚(阳虚),即小肠虚寒;阳实,即浮取脉实,脉实为小肠病实(阳实),即小肠实热。阴绝,即沉取不应,阴取候心(阴),不应为心病虚(阴虚),即心阴虚有热;阴实,即沉取脉实,脉实为心病实(阴实),即心下有水气。余可类推。切脉指力分阴阳,实是对寸口脉"三部九候"进行分阴阳,《脉经》寸口脉"三部九候"的确立,为脉分阴阳奠定了基础。表面看是切脉指力分阴阳,实则仍是以脉形分阴阳。因此,一般的脉分阴阳,主要从两方面确立:脉位及脉形。

(二)脉、证阴阳相应

1. 脉之阴阳辨病位

《辨脏腑病脉阴阳大法第八》云:"脉何以知脏腑之病也? 然,数者腑也,迟者脏也。数即有热,迟即生寒。诸阳为热,诸阴为寒。故别知脏腑之病也。"指出依据病脉之阴阳及腑脏之阴阳的分属,可确定病变脏腑:脉数为阳,腑为阳,故脉数为腑病;脉迟为阴,脏为阴,故脉迟脏病。脉之阴阳与病变脏腑相应,基本遵循"阳脉应腑,阴脉应脏"的原则。

2. 脉之阴阳辨病性

《辨脉阴阳大法第九》语:"脉有阳盛阴虚,阴盛阳虚,何谓也? 然,浮之损小,沉之实大,故曰阴盛阳虚;沉之损小,浮之实大,故曰阳盛阴虚。是阴阳虚实之意也。"指出通过脉形之阴阳虚实,测知病性之阴阳虚实:浮脉为阳,浮之损小,提示阳虚;沉为阴,沉之实大,提示阴盛。故浮之损小,沉之实大,故曰阴盛阳虚,反之即为阳盛阴虚。脉之阴阳与病之阴阳相应,一般遵循"阳脉阳病,阴脉阴病"的原则。

3. 脉之阴阳测病症

《辨脉阴阳大法第九》曰:"关前为阳,关后为阴。阳数则吐血,阴微则下利;阳弦则头痛,阴弦则腹痛……根据此阴阳以察病也。寸口脉浮大而疾者,名阳中之阳,病苦烦满,身热,头痛,腹中热。寸口脉沉细者,名阳中之阴,病苦悲伤不乐,恶闻人声,少气,时汗出,阴气不通,臂不能举。"指出应用脉位及脉形之阴阳,可得出对应病机、病位、病候。以"阳数则吐血,阴微则下利"为例:"阳数",即寸脉数,为阳位见阳脉,阳脉阳病,为上焦心肺阳热盛之证,热伤血络,推测患者可能出现吐血病症;"阴微",即指尺脉微,为阴位见阴脉,阴脉阴病,为下焦脾肾阴寒盛之证,火不暖土,推测患者可能出现下利病症。此段内容突出诊脉的"阴阳"大法,将脉、证、病候相对应,以脉测证,实为"平脉辨证"的体现。

4. 脉之阴阳测预后

《辨脉阴阳大法第九》语:"各以其经所在,名病之逆顺也。凡脉大为阳,浮为阳……滑为阳;沉为阴,涩为阴……微为阴,是为三阴三阳也。阳病见阴脉者,反也,主死;阴病见阳脉者,顺也,主生","阳病顺阴,阴病逆阳。阳病易治,阴病难治"。指出依据各脏腑经络相应部位及脉象的阴阳可推测疾病预后善恶,即:阳病易治,阴病难治;阳病见阴脉者逆,阴病见阳脉者顺。

可见,"阴阳脉法"强调了脉象与病机、病候、预后均可互为对应,故掌握了"阴阳脉法"临床上可直接从脉象阴阳之大略,来判断病机、预后,简化临床思维。

三、脉、证、病、治相应

《平三关病候并治宜第三》全篇分列寸关尺三部脉象,将脉象与证候、治疗方法及方药相应。以文中"寸口脉浮,中风,发热,头痛。宜服桂枝汤、葛根汤,针风池、风府,向火灸身,摩治风膏,覆令汗出"为例,"寸口脉浮"为"阳中之阳",为六经病中"太阳"受病,名曰"中风",故出现太阳经发热、头痛等症状,治疗当用发汗解表的方剂,如桂枝汤、葛根汤,或用针、灸、按摩治法以发汗。如此脉—证—病—治对应,充分体现了平脉辨证的优势。

《脉经》"寸口脉法"包括寸关尺分部、脏腑配属、三部九侯、24 种脉形规范的确立为"脉分阴阳"奠定了基础;其脉、证相应,应用脉象分阴阳,为证候和其病机属性诊断提供一个极为简便的鉴别方法,并与之后的治法及方药选择相对应,弘扬了平脉辨证。《脉经》将"寸口脉法""脉分阴阳""平脉辨证"三者丝丝相扣,形成了系统、完整的"阴阳脉法"脉学体系,而"脉分阴阳"是贯穿整个脉学体系的灵魂及主线。

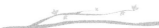

四、脉位不同分阴阳

1. 五脏脉位分阴阳

《辨脉阴阳大法第九》："脉有阴阳之法,何谓也? 然,呼出心与肺,吸入肾与肝,呼吸之间,脾受谷味也,其脉在中。浮者阳也,沉者阴也,故曰阴阳",此处指出五脏脉位有浮沉之不同,浮即脉位表浅,指下感觉"举之有余,按之不足";沉即脉位深在,指下感觉"举之不足,按之有余"。

人体五脏的位置、功能不同,故其脉位深、浅也不同。心、肺位居上焦,其气应天,主呼出,其脉俱浮,故"浮而大散者,心也;浮而短涩者,肺也"。肝、肾位居下焦,主吸入,其气象地,其脉俱沉,故"牢而长者,肝也;按之软,举指来实者,肾也"。脾位居中焦,主"受谷味",其脉不浮不沉,故"脾者中州,故其脉在中"。因此,心、肺脉浮,属阳;肝、肾脉沉,属阴;脾脉在沉浮之间。

《辨脏腑病脉阴阳大法第八》:"脉来浮大者,此肺脉也;脉来沉滑如石,肾脉也;脉来如弓弦者,肝脉也。"因此,明确五脏脉位在正常情况下的浮沉之象,当脉象变化时才可知是何脏异常。《辨脉阴阳大法第九》:"寸口脉浮大而疾者,名阳中之阳,病苦烦满,身热,头痛,腹中热。"此处寸口指寸脉,即为肺脉,浮大而疾,表明肺脏有热,热属阳,故名"阳中之阳",患者表现一派阳热的症状。"寸口脉沉细者,名阳中之阴,病苦悲伤不乐,恶闻人声,少气,时汗出,阴气不通,臂不能举"。寸口脉沉细,沉细属阴,故名"阳中之阴",表明心气心阳虚弱,心不能藏神则患者表现心神不安,情绪低落;不能主液,故时汗出;不能主脉,则阴阳气不通,肩臂痛(心痛)不能伸举。

2. 前后脉位分阴阳

《内经》对前后不同脉位的阴阳属性并没有明确的划分。《脉经》在《分别三关境界脉候所主第三》指出:"阳出阴入,以关为界。阳出三分,阴入三分,故曰三阴三阳。阳生于尺动于寸,阴生于寸动于尺。寸主射上焦,出头及皮毛竟手。关射中焦,腹及腰。尺射下焦,少腹至足。"《辨尺寸阴阳荣卫度数第四》:"尺寸者,脉之大会要也。从关至尺是尺内,阴之所治也;从关至鱼际是寸口内,阳之所治也。"《辨脉阴阳大法第九》明确指出:"关前为阳,关后为阴。"所以,以关为界限,关前为寸,属阳,主病上焦(心、肺)头面、皮毛、手疾;关脉介于阴阳之间,主病中焦腹部(脾、胃、肠、肝、胆)及腰;关后为尺,属阴,主病下焦少腹(肾、膀胱、子宫)及足。

自此,寸、关、尺三部脉的阴阳属性划分明确,王叔和《脉经》以画龙点睛之笔补充了《黄帝内经》的不足。

五、脉形相异辨阴阳

《辨脉阴阳大法第九》:"脉大为阳,浮为阳,数为阳,动为阳,长为阳,滑为阳;沉为阴,涩为阴,弱为阴,弦为阴,短为阴,微为阴,是为三阴三阳也。"明确了不同的脉形的阴阳属性,即"大、浮、数、动、长、滑"脉属阳,"沉、涩、弱、弦、短、微"脉属阴。

所以《脉经》对有疑惑于"经言:脉有一阴一阳,一阴二阳,一阴三阳;有一阳一阴,一阳二与阴,一阳三阴。如此言之,寸口有六脉俱动耶"解释说"非有六脉俱动也……所以言一阴一阳者,谓脉来沉而滑也;一阴二阳者,谓脉来沉滑而长也;一阴三阳者,谓脉来浮滑而长,时一沉也"。患者的脉象并非单一脉象,绝大多数是复杂的多因素脉象。如"脉沉滑"多主里热,或里有痰湿,里属阴,滑属阳,所以此脉象名为"一阴一阳";脉"沉滑而长",长属阳,表明里实邪重,故名"一阴二阳";脉"浮滑长"多主表热,偶尔穿插一个沉脉,表明患者稍有正气的不足,浮、滑、长属阳,沉属阴,故名"一阴三阳"。

《脉经》对古代经书将复杂的多因素脉象概括为阴、阳脉各有多少的理论进行如上解释是符合临床的,更重要的是,王叔和创立了通过结合脉位、脉形,用脉之阴阳理论进行诊断疾病、推测疾病预后的方法,实为前所未有。他认为诊脉当"各以其经所在,名病之逆顺也""阳病见阴脉者,反也,主死;阴病见阳脉者,顺也,主生"。

如"阳数则吐血,阴微则下利"。此处"阳数"即指寸脉数,为阳脉位上见阳脉,可推测患者有可能患有吐血病证,因寸主上焦,数则为热,热盛则可伤及血络;"阴微"即指尺脉微,是阴脉位上见阴脉,可推测患者或患有下利病证,因尺主下焦,微则为寒,火不暖土则下利。再如"阳数生口疮,阴数加微,必恶寒而烦扰不得眠也"。脉象"阳数",可推测患者可病口疮,为上焦热盛;"阴数加微",可推测患者当病"外有恶寒(畏寒)"及虚火扰心"烦扰不得眠",因"阴数",表明下焦有阴虚内热,"微"表明阳虚有寒,此脉实质为肾之阴阳两虚,"数"为阳,当符合"阴病见阳脉",为顺,主生,可推测其预后较好。

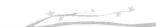

"阳微则不能呼,阴微则不能吸,呼吸不足,胸中短气"。此处"阳微",即寸脉微,属阳脉位上见阴脉,主上焦心、肺阳虚;"阴微"即尺脉微,属阴脉位上见阴脉,主下焦阳衰,不能纳气,故呼吸不足,短气;"无阳则厥",故此脉"阳微阴微"属于"阳病见阴脉"及"阴病见阴脉","阳病见阴脉"为逆,主死,可推测其预后不良。

六、切脉指力别阴阳

王叔和在《平三关阴阳二十四气脉第一》用"阴阳"表示切脉用力的大小,"阳"为浮取,用力轻浅;"阴"为沉取,用力较重。左、右寸关尺三部均有"阳实,阳绝,阴实,阴绝"之脉,分别代指脏腑的不同病变。据切脉举按浮沉阴阳的不同提出了针刺治疗的原则,即本脏(或腑)实则泻其本身,本脏(或腑)虚则通过针刺相表里的另一方来补充自己。

如"左手关前寸口阳绝者,无小肠脉也。苦脐痹,小腹中有疝瘕,五月即冷上抢心"。左寸脉浮取不应,是无小肠脉,患者应患肚脐部位痹痛。原因是小肠阳虚,不能温煦,寒邪内生,寒凝气滞,导致小腹生疝气固瘕,不通则痛,故肚脐痹痛;若时逢五月,乃夏季之半,心气当令,其气上冲,劫夺心阳,病发冷上抢心。治疗当"刺手心主经,治阴"。可针刺手少阴心经(如大陵穴),以温补小肠阳气。

"左手关前寸口阳实者,小肠实也。苦心下急痹,小腹有热,小便赤黄"。左寸脉浮取脉实,表明小肠有实邪,患者应患心下急痛,小腹有热,小便赤黄。原因是小肠热盛,下则泌别清浊失常,小便灼热黄赤;上则侵犯心脏,伤其心阴,凝津为痰,阻滞心脉则病心下急痛。治疗当"刺手太阳经,治阳"。如可针刺手太阳小肠经(如后溪穴),以泻小肠阳热。

"左手关前寸口阴绝者,无心脉也。苦心下毒痛,掌中热,时时善呕,口中伤烂"。左寸脉沉取不应,表明无心脉,若心阳虚,则患者应患心下剧痛的病证,原因是心阳虚,寒凝气滞,心脉痹阻,发为胸痹;若心阴虚则出现手掌中热,经常呕吐,口腔溃烂的表现。原因是心阴虚则生内热,不能制阳则五心烦热,心开窍于舌,可见口舌生疮,子盗母气,邪干于胃,可见呕吐。治疗当"刺手太阳经,治阳"。可针刺手太阳小肠经,以补心气。

"左手关前寸口阴实者,心实也。苦心下有水气,忧恚发之"。左寸脉沉取脉实,表明心有实邪,患者应患心下有水气的病证,不良情绪的刺激,如忧恚便可导致水气病发作。原因是心阳虚无力镇水，下焦水气上冲，则可发为奔豚之类的病证；怒则气上，愤怒的情绪可导致气机升发太过，激发水气上犯于心。治疗当"刺手心主经，治阴"。可针刺手少阴心经，温阳镇水。

综上，《脉经》将"阴阳"与脏腑、脉位、脉形、切脉指力紧密地结合起来，形成了较为完整的王叔和"阴阳脉法"，用之阐释脉理、脉证，并依据此脉法，诊断疾病、判断疾病预后，并平脉辨证，采取相应的针刺手段和药物（见《平三关病候并治宜第三》）治疗的方法，开"脉证相应""脉针相应""脉方相应"的先河，为后世树立了尊脉临证的典范。

第九节　脉诊实践中的相关问题

一、关于诊脉时间

谈诊脉时间、脉象动态变化、诊脉过程对医生都有一定的要求。通常情况下诊脉，被诊者都被要求休息一会儿，待脉息相对平稳后再行诊脉，这时能够较全面地反映休息状态下的异常脉象对人体病理变化的反映。活动后或酒后不诊脉。

笔者曾为后二者诊脉，发现活动后所诊脉象至逐渐相对平稳过程中脉象呈动态变化，也反映了人体正邪强弱的变化。一种情况为活动后脉象和缓，随着诊脉时间的延长，异常脉象逐渐显露，即患者活动状态下，无明显不适症状，休息时偶感不适；另一种情况为活动后诊脉即显异常，在脉息逐渐平稳的过程中，异常脉象变化不大或有加重之势，即患者在活动或休息时均有不适症状，为邪气偏盛；还有活动后诊脉显示异常，在脉息逐渐平稳的过程中，异常脉象逐渐消失，脉象趋于和缓，即患者活动时有不适，休息后症状自行缓解等。对于饮酒之人，脉多显洪或缓大，若其身体某处确有病理改变，在其饮酒后的脉中，亦可诊得异常兼夹脉，如患者有腰痛畏寒史，在右尺脉可诊得异常的弦涩或弦紧等兼夹脉，其他部位也是如此。此处所论，无非是提示诊脉之时，不可过于教条，当依人之变化而分析脉之变化，随时可以诊脉。

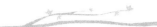

另外,不同时间诊脉,亦应结合人体的生理变化。人体阳气随时辰的变化而变化,对脉象的影响也应充分考虑。辰时之脉见于午时,为阳气不足;午时之脉见于辰时,为阳盛或火热内盛,当分时而论,综合分析,不可一概言之。

二、脉象所示为病因病机

脉象所示为病因病机,非病证疾病的概念。脉象只提示引起疾病或病证的原因,如引起失眠的原因,左关滑、左寸滑,提示肝火扰心,症状可见夜寐多梦、夜难入寐、醒后难以入寐,提示失眠的原因与肝火情志有关,而非其他原因。肝火为本,心火为标,调情志,中药治疗宜遵清肝火为主、清心安神为辅的原则。

任何疾病都有其诱发或发生的原因,人体的阴阳失调是引发疾病的主要原因,而脉象显示的是这种失调的原因,而无病的概念,无论什么疾病,通过脉象调整了阴阳的平衡,也就使疾病得到了恢复。所谓"异病同治",病不同,但病因病机相同,治疗方法相同;"同病异治",同一种疾病,病因病机不同,治疗方法迥异。

三、脉象间相互关联

在读书或查阅病历时,常常看到脉象描述过于笼统,不知所云,所指为何。如脉弦细、脉虚、脉滑等,具体何是脉弦、何是脉虚、何是脉滑则不能提示。

实际上,各部位脉象表现均有差异,而反映不同的病理变化,通过脉象描述,应该可以清楚显示病因病机。如情志不遂之人,可见:①双关弦、左寸弦、左尺弦,为肝郁气滞、心气不调、肠胃气滞,症见胸闷、善太息、脘腹胀满或两胁胀满等;②左关弦、左寸滑、右关滑,为肝郁化火、火邪扰心犯胃,症见心烦、夜难入寐、或少寐多梦、饥不欲食或胃脘胀满等;③左关滑、左寸沉、左尺滑,为肝火内郁、胸阳不展、郁火下泄、下扰膀胱,症见口干口苦、胸闷善太息、小便黄赤、小腹胀满等;④左关滑、左寸滑、右寸滑、右关弦,为木火扰心犯肺、脾胃失和,症见口干口苦、心烦不寐、多梦、咽干咽痛、食入饱胀、或口舌生疮等。

由此可见,详细准确地描述各部脉象变化,可以揭示内在的病因病机及相应的症状表现,对指导临床辨证施治有重要意义。

四、脉象所示病的易治与难治

脉象所示病易治与难治,多显示脉象的恢复与症状的改善。分析其原因:一是影响疾病的因素难以去除,如南方气候,湿气一年四季对人体产生影响;二是疾病的长久积累,需要长时间的调理;三是情志的变化难以消除;四是患者对疾病的认识程度等;五是与医生的配合;六是患者的体质对药物的敏感性等。多因素影响人体阴阳的平衡、脉象的平复,使疾病难以康复。

五、脉象与养生

脉象除了药物治疗外,强调了调护养生对疾病的重要作用。内伤七情,外感六淫、饮食所伤,生活不规律,日久积累,超过人体自身的调解修复能力时就会发病。通过脉诊找到致病因素,除了药物帮助人体修复外,必须消除引起病变的相关因素,才能使人体逐步恢复正常。如某些情志致病,在药物治疗的同时,必须注意情志心理的调整,才能迅速获效,否则,药虽中病机,但仍难获佳效,且反复不愈;饮食所致,比如进食甜食会生痰,如果不忌口,则很难治愈。治而不养,徒治无功。此充分展示了中医治养结合的整体观。

六、脉象与症状

有脉象而无症状,同一脉象可有不同的临床表现。患者关注点不同,即只关心主诉,忽略其他,或病未发作,脉象先于症状出现,或疾病初始患者无症状。有些患者以脉象告知其身体病症时,无感觉不适,但回家后休息一下,又确有不适的感觉,这种情况不在少数。同一种病因病机在不同的患者可以表现不同的症状,如湿困大肠,可出现大便干燥、大便稀溏、大便黏滞不畅等表现,亦有大便正常者。

七、脉象与舌象

从脉象来看,人体存在多种病因病机,有久病,有新疾,错综复杂;舌象

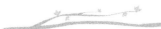

则不能全面反映,只是部分反映了人体的变化。

因此,很多种情况下出现舌脉不符,或反映了本质,或反映了表象,或部分反映了本质或表象,或有不可解读的原因,疾病尚未反映到舌象的变化上,多见脉现痰湿之邪内蕴,舌苔见薄白,但患者出现痰湿内困之症;舌有瘀斑脉无涩象,患者也无瘀血之症如刺痛、疼痛等,也要考虑是否为舌体陈旧性瘀斑,与人体内血瘀无关,服用活血药无效,就不可长期服用活血破血药物;有脉象为火热内蕴,舌质反暗淡,服用清热去火药后舌质转红润者;有身体虚寒脉象,舌质红,服用温里药舌质转淡者,等等。

笔者经验,由于舌脉不符,而脉象可以准确反映人体的病因病机,舌象难以准确反映人体的生理病理变化,故舍弃舌象,只以脉象作为诊病的直接依据。

八、药量、药效与体质

中药药效是中医几千年来从不同角度经过不断观察总结出来的宝贵经验。中药是通过消除和改善致病因素而发挥作用的,而非某药治某病、某药治某症的概念。

脉诊只提示疾病的病因病机,而无病或证的概念,消除了病因病机,就消除或改善了所有的证或病。脉诊能准确反映引起人体病和(或)症的病因病机,正邪的强弱。笔者通过对大量病例的临床观察,发现中药药效引起的不同脉位的脉象变化,反映了中药在脉诊上的作用靶点,同时在脉诊上验证了药物功效。药物各有专攻,各司其职,各归其经,其功效在脉诊上有固定反映部位,药物本身的特性能消除或改善某一脉位反映的相应病因病机,而对其他脉位无影响,所以可依据病邪特点,正邪强弱,提高用药及药物用量的准确性,也体现了药物配伍在脉诊上的特点及规律,显著提高了临床疗效。

同时也发现某些药物的性味、归经、功效与本草所述有差异,依脉象进行了修正。药物的剂量从最小剂量到最大剂量,可依据年龄大小、病之轻重来选择。以下所载药物功效,仅限笔者临床所诊病例的实际体会,有此脉、用此药、获佳效者,为临床脉诊疗效的总结,而药物配伍给予此规律,未有体会者,不予载入。

通过脉诊可以把握疾病的恢复过程,但在同等情况下,有些人恢复很快,有些人迁延日久才能恢复。分析原因:一是与体质有关,个体差异的不同;二是虽脉象相同,但疾病积累的时间长短不同,所以恢复有差异;三是经常服药与不经常服药不同,可能机体对药物的敏感性存在差异,所以同等情况下药量存在差异。笔者的方法,初诊慢性病患者根据病情给予常规剂量,一般 3～7 d,复诊时即可知患者对药物的反应,再根据情况调整适合于患者个体的药物剂量。

九、婴幼儿脉象特点

婴幼儿脉象特点与成人无异。婴幼儿的体质就是遗传了父亲或母亲,其脉象特点与所随父母一方无差异。也可以讲,婴幼儿的体质性格特征,与生俱来,一生难以改变。曾有人所诊年龄最小为出生 20 d,并对其祖孙三代的脉象特点比较分析,发现有相似的特征,显示脉象有家族的遗传性。婴幼儿同样可以脉象为依据诊治病症。

十、脉诊的带教与学习

从以往的带教经验来看,脉诊的学习,首先要求学习者要有良好的中医基础,其次学习过程中,要心静如止水,切勿急躁、急于求成。脉诊的学习不可能一蹴而就,即使有老师指点,也需要自身细心地体会,需要大约 3 个月的体会验证过程,方可逐渐掌握这一诊病技巧,非某药治某病、某方治某病这么简单。带教也是从易到难,从单一脉象的体会入手,逐步掌握根脉的特征,进而了解各部脉象的关联,对疾病的病因病机、发生发展有整体的认识,体会用药前后脉象的变化和疗效,进一步掌握中药在脉诊上的作用脉位及功效,使脉药融会贯通,也就学会了中医脉诊。

第五章
脉诊与辨证论治

第一节　脉诊与八纲辨证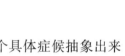

八纲,即阴阳、表里、寒热、虚实八个纲领,是从各个具体症候抽象出来的具有普遍规律的共性,是中医辨证的基本方法和各种辨证的总纳,在脉诊证治疾病的过程中,起到执简驭繁,提纲挈领的作用。

一、表证和里证的脉诊辨证

1. 表证和里证的一般辨证

表证和里证是八纲辨证中的病位概念,对外感病的诊治儿为适用。皮毛、经络、肌腠、呼吸道均在外,属表,外邪侵袭这些部位而现的病证统称表证。脏腑、气血、精髓均在内,属里,外邪传入这些部位而发的病证统称里证。

表证的病理是外邪束表,困遏肌腠,卫阳与经气不得宣发,邪正相搏于肌腠之间,故见浮脉,并有恶寒无汗、头身疼痛、咳嗽等症。脉诊辨证,既可辨明表证的病因,又可辨明表证的虚实。若为外感风寒,脉多浮紧;若为外感风热,脉多浮数;若为外感风湿,脉多浮涩;若为外感风温,脉多浮洪或滑数有力;若风邪汗解后表虚,脉多浮缓或濡。

里证的病理较为复杂,阳气与病邪相搏于脏腑之间,故脉不浮而较沉。

阴寒内盛者,脉多沉紧;温邪内陷者,脉多沉滑而数;温邪传入营血者,脉多滑数而细,惟阳明(中焦)实热,邪壅气分,脉多洪数。

表与里的概念是相对的,在《伤寒论》六经辨证中,三阳(太阳、少阳、阳明)是表,三阴(太阴、少阴、厥阴)是里。但在三阳中,太阳是表,阳明是里;在三阴中,太阴是表,厥阴是里。在病理上,脉象的浮沉、洪细、迟数、滑紧,与病位的深浅、寒热的轻重、阳气的盛衰均有相应关系。

一般说来,病位愈浅者脉愈浮,病位愈深者脉愈沉;阳气愈亢者脉愈洪,阳气愈衰者脉愈细;热愈甚者脉愈数愈滑,寒愈甚者脉愈紧愈迟。所以,太阳风寒脉浮紧,太阳风热脉浮数;阳明热甚脉洪数,阳明实寒脉迟紧;少阳经证脉弦数,少阳腑证脉弦实。太阴实寒脉沉紧,太阴虚寒脉濡弱;少阴热化脉细数,少阴寒化脉沉细;厥阴寒厥脉沉微,厥阴热厥脉沉滑而数,此乃一般规律。

2. 由表入里,由里出表的辨证

在外感疾病领域里,表证和里证是疾病由浅入深的两个阶段。临床医师的职能,在于充分发挥脉诊辨证的功能,洞察和把握它们的动态,施以正确的治疗和防范。

一般说来,病邪由表入里,是疾病加重的过渡,病邪由里出表,是疾病向愈的过渡,如何认识它们的过程,前人给我们留下了宝贵的经验。

《伤寒论·太阳病篇》谓:"服桂枝汤,大汗出后,烦渴不解,脉洪大者,白虎加人参汤主之。"此为太阳传入阳明病的脉诊辨证(因烦渴、脉洪大均为阳明病见证)。又谓:"太阳病,脉浮而动数……表未解也,医反下之,动数变迟,或变沉紧,膈内拒痛……阳气内陷,心下因硬,则为结胸,大陷胸汤主之。"此为病邪由表入里,成为结胸的脉诊辨证(因沉、紧、迟是里证的主脉)。

《伤寒论·厥阴病篇》谓:"厥阴中风,脉微浮者为欲愈,不浮为未愈。"此为病邪由里出表的脉诊辨证。在临床上,运用脉诊辨证来判断病邪由表入里,由里出表的例证并不鲜见。

例如,温疫和疫疹(西医学所称的流行性脑脊髓膜炎、出血热),病始多具太阳病的表证和浮数脉,若脉象转为沉细或沉数,多为病邪由表入里,由太阳转入少阴或厥阴的征兆。又如来势急骤的痢疾或霍乱等病,病始可见神志迷糊、四肢厥冷、脉沉细等少阴、厥阴证,若脉象由沉变浮,四肢转暖,则是病邪由里出表,由险转夷的征兆。

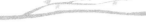

3. 表里同病的脉诊辨证

在外感病中,表里同病有广义狭义之分。广义的表里同病是指两种病因,或同时或先后伤害体表及内脏的病证,例如,先伤于暑(暑湿困脾),后伤于寒(风寒束表)的暑凉杂感证即是。狭义的表里同病是指一种病邪,同时侵犯有表里关系的两个脏腑和经络,即《黄帝内经》所称的两感,如太阳与少阴合病,阳明与太阴合病等。

诊断表里同病,一要掌握不同病证的主症、主脉;二要掌握脉、症的内在联系。例如,寒犯太阳(膀胱经)应具恶寒无汗、头身疼痛等主症,并有浮紧的主脉,今仅有太阳病的主症,伴见的不是太阳病的主脉,而是少阴病的主脉(沉细脉),则为风寒两感,太阳少阴表里同病,当用既能发表又能温经的麻黄附子细辛汤治疗。又如湿温病有壮热口渴、神烦、苔浊腻等阳明病的主症,现不见阳明病的洪数或滑数脉,而是太阴病的濡数脉,此为阳明胃经与太阴脾经表里合病(热盛阳明、湿困太阴证)。

在临床上,表里同病的病例颇为多见,例如,风邪夹食滞互阻肺脾,外见恶风发热、肤发疹块等表证,内有腹胀腹痛、便泄不畅等里证,此种病证(防风通圣散证)的脉象,表证重者多见浮滑脉,里证重者多见沉滑脉,临证用药亦当有所区别。外感风寒的表实证,寒邪亦能内客中焦,出现便泄清稀等症,此种表里同病,脉浮紧者当表散风寒为主,脉沉紧者当温中散寒为主。

二、寒证与热证的脉诊辨证

1. 寒证与热证的一般辨证

人和动物的体温,由于升降出入的平衡,处于动态平衡之中。外感六淫(分阳邪阴邪)、内伤七情、禀赋不足、饮食偏颇,使人体升降出入紊乱,阴阳偏胜,均可出现寒证或热证的病理。

外感寒邪,阳气被郁,此为实寒;元阳素亏,肺气不足,不能温煦五脏六腑及诸肢百骸,此为虚寒。外感温邪,与阳气相争,壮热口渴,此为实热;脾虚或阴虚,代谢紊乱,导致内热,此为虚热。寒为阴邪,主凝、主降、主收缩;热为阳邪,主动、主升、主膨胀。因此,反映寒、热证的脉象及其他症状,大多具有寒(阴)、热(阳)属性的烙印,所以,临床者应根据脉象的阴阳属性,与症、舌、苔互勘,来确定病证的性质和情变。

热(阳)证的脉象常为浮、洪、大、滑、数、弦等脉,按之有力;而寒(阴)证的脉象多为沉、细、小、濡、迟、涩等脉,按之无力,实寒多见紧脉。

2. 寒证与热证的表里辨证

在外感疾病中,寒证与热证都有表里之分。外感寒邪,邪困肌表,称为表寒;邪入脏腑,内阳受阻,称为里寒。外感风热,热熏肺卫,称为表热;热传脏腑,热燔于内,称为里热。表证脉多浮,里证脉多沉,寒证脉多紧或迟,热证脉多数或滑,此为常理。

风寒表实证见恶寒无汗、头身疼痛等症,脉多浮紧(一阳一阴脉),麻黄汤证即是此脉。恶寒而热甚者,脉浮紧而数(二阳一阴脉),大青龙汤证即是此脉。风热袭肺证见恶风发热、头痛、咳嗽、咽赤痛等症,脉多浮滑而数(三阳脉),银翘散证即此脉证。

里寒证中,寒犯胃肠者,中阳受阻,饮邪停滞,升降逆乱,临床见脘腹冷痛、肠鸣泄泻、呕吐清稀等症,舌多白滑,脉多沉紧(二阴脉),附子理中汤证即此脉证。寒伤肾阳者,临床见形寒肢冷、神倦欲寐、腰膝酸冷等症,舌多嫩滑,脉多沉细(二阴脉),麻黄附子细辛汤证即此脉证。

里热证中,阳明(胃经)实热者,临床见壮热面赤、神烦气粗、口渴多汗等症,脉多洪数或滑数有力(二阳脉),白虎汤证即此脉证。热结胃肠者,临床见潮热、腹满便结、谵语等症,脉多沉数(一阴一阳脉),承气汤证即此脉证。热入营血者,临床见身热夜重、神昏谵语,或伴发疹等症,脉多滑数而细(二阳一阴脉),清营汤证即此脉证。热陷肝肾者,多见身热肢厥、昏迷、抽搐等症,脉多沉细劲数(二阴二阳脉),三甲复脉汤证即此脉证。

3. 寒证与热证的虚实辨证

寒、热两证,必须分辨虚实,才能对症下药。虚寒证多由命门火衰或肺脾阳虚所致,来势较渐,外见形寒喜暖、四肢不温、面萎神倦等症,脉多沉细或濡弱(二阴脉),老年者可有虚弦脉(一阴一阳脉)。实寒证多由风寒束表或寒犯胃肠而致,病多骤发,前者有恶寒无汗、头身疼痛,或伴发热等症,脉多浮紧(一阳一阴脉);后者有脘腹冷痛、呕吐清稀、肠鸣泄泻等症,脉多沉紧(二阴脉)。

虚热证多由脾气虚或肾阴虚所致,发病较渐,前者有面萎乏力、食少腹胀、多虑不寐等症,脉多濡弱或数(二阴一阳脉);后者有潮热盗汗、五心烦热、颧红、渴欲冷饮等症,舌赤绛,脉多细滑而数(一阴二阳脉)。实热证发病

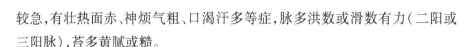

较急,有壮热面赤、神烦气粗、口渴汗多等症,脉多洪数或滑数有力(二阳或三阳脉),苔多黄腻或糙。

总之,热证都有数脉,数象多与浮、洪、弦、滑等阳脉相兼(二阳或三阳脉),重按有力;虚热证数脉,数象多与濡、细、弱等阴脉相兼(一阴一阳脉),重按柔绵无力,两者不难分辨。

三、虚证和实证的脉诊辨证

1.虚证和实证的一般辨证

虚证是指元气、精血不足或脏腑功能衰退而致的病证;实证是指某种病邪,侵犯全身或某一脏腑或经脉时正气未虚、正邪相搏而致的病证。常人脉象的运动,包含浮沉(深浅)、迟数(速率)、滑涩(流畅度)、弦濡(张力与硬度)、大小(体积)、洪细(充盈度)、长短(波长)等多种现象,它们都不偏不倚,合乎生理,属于常态。

虚证患者,脉象多向不及的方向发展,出现沉、迟、涩、濡、小、细、短、虚等现象(统称为阴或虚脉);实证患者,脉象多向太过的方向发展,出现浮、数、滑、弦、洪、大、长、实等现象(统称为阳或实脉)。《黄帝内经》提出的"长则气治,短则气少""数甚为热、迟则为寒""脉滑曰风、涩为血少",即此原理。故气虚患者,见面色萎黄、神倦气怯、食少乏力、舌色淡胖等症,脉多细弱;阳虚患者,见面色浮白、形寒喜暖、四肢厥冷、舌淡胖而嫩等症,脉多沉细;血虚患者,见面色苍白、头晕目花、指甲无华、舌色淡白等症,脉多细小或芤;阴虚患者,见五心烦热、潮热盗汗、颧红口渴、舌赤绛等症,脉多细数或滑(数、滑为阴虚有热所致)。

临床见证,舌、脉、症大多互相呼应,相随出现,但体质有异及患兼夹证时,亦可各有所主,出现脉、舌、症不符的状况,此时,医师应根据从舍的原则,或舍症从脉、舌,或舍脉、舌从症,或互相参考,进行深层次的辨证。从原则讲,特征性的症和脉、舌都不能舍弃。脉象的特征,主要根据太过不及的程度(量级)和兼象脉的性质来判断。主脉是实脉或虚脉,兼象脉亦是同类的实脉或虚脉,而且它们有着内在联系,那是最有力的特征信息,有肯定的诊断价值。例如,临床见洪数、滑数、弦数、洪滑数、弦滑数等二阳、三阳脉时,都是实热证的特征脉;见沉细、濡细、濡弱、沉细弱、细小弱等二阴、三阴脉时,都是虚寒证的特征脉。

2.五脏脏气虚实的辨证

五脏功能各不相同,功能的主要表现(脏气),均反映于寸口不同的部位。

肺主宣发,如浮为肺脏本脉,寸部浮取最易表现。肺气充盈者,脉当微浮,浮之太过而有力者为肺气实;浮之不及而无力者为肺气虚。肺气实者有胸满、咳喘、气逆、痰涌等症,见浮大、浮洪、浮滑等脉;肺气虚者有形寒面萎、自汗易感、声短气怯等症,见浮小、浮弱、弱涩等脉。

肝主疏泄,如弦为肝之本脉,关部中取最易表现。肝气充盈者,脉当微弦,弦之太过而强劲者为肝气实;弦之不及而无力者为肝气虚。肝气实者有气盛、善怒、头胀痛、胁满口苦等症,见弦大、弦劲、弦滑等脉;肝气虚者有头昏目花、善恐易疲、指甲无华等症,见濡缓、濡弱、虚弦等脉。

心主血脉,如钩为心之本脉,寸部轻、中取最易发现。心气充盈者,脉当微钩,钩之太过,来洪去长者为心气实;钩之不及,来低去短者为心气虚。心气实者有胸闷、心胀等症,见洪大、实大、实数等脉;心气虚者有惊悸、心慌、怔忡、头昏目花等症,见细小、细涩、细促、结代等脉。

脾主运化,如缓为脾之本脉,关部中取最易发现。脾气充盈者脉当濡韧相兼、柔顺有力,大而坚韧者为脾气实;濡弱无力者为脾气虚。脾气实者有腹满、善哕、口干、便结等症,见沉实、沉迟、坚大等脉;脾气虚者有食少腹胀、大便久溏、形倦乏力等症,见濡缓、濡弱、濡细等脉。

肾主藏精,如营为肾之本脉,尺部重取最易发现。肾气充盈,脉来滑搏有力,滑少搏多或坚石者为肾气实;滑多搏少或细弱者为肾气虚。肾气实者有早熟、阳强、多髭等症,见沉实、沉搏、石大等脉;肾气虚者有头晕耳鸣、腰腿酸软、生长发育迟缓、早衰、男子阳痿遗精、女子经闭不育等症,见沉细、细弱、细涩、虚大等脉。

3.虚实夹杂证的辨证

外感疾病的后期,多见实证向虚证过渡;内脏虚损者新感外邪或有痰、瘀等病理产物时,多见因虚致实的夹证。虚实夹杂时,症状和脉象均有较多体现。临床所见,有症状以实邪为主,而脉为虚象者;有症状是虚而脉象是实者,但最多见的是虚实互见的脉象。

例如,外感风邪表解后的表虚证多为浮缓脉(浮主表证,缓为气缓),气

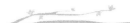

虚外感者多为浮细脉(浮主表实,细主气虚),阳明实热证伤及气阴者,多见芤数脉(数主热邪,芤主气阴虚),寒伤中阳者多见沉细而紧脉(沉主里证,细为阳虚,紧为寒邪)。

内科杂病中有不少本虚标实证,虚实互见之脉亦很多见。例如,阴虚发热者脉多细滑而数(细滑主阴虚,数主发热),气虚发热者脉多濡数(濡为气虚,数为发热),血虚头痛者脉多细弦(细为血虚,弦主头痛),虚阳上浮头痛者脉多浮弦无力(弦主疼痛,无力为虚)。此种例证,不胜枚举,临证者若能细心察脉,脉诊辨证,自可见微知著,击中病机。

四、阳证与阴证的脉诊辨证

1. 阳证与阴证的一般辨证

阴阳是八纲的总纲,表里、寒热、虚实是阴阳的分纲。一般说来,表证、热证、实证均属阳证;里证、寒证、虚证均属阴证。但是阴阳的属性是相对的,具体事物应具体分析,例如,以表寒与表热而言,又可以前者为阴证,后者为阳证;以里寒与里热而言,亦可以前者称阴证,后者称阳证。

在病理上,阳证是指热邪熏蒸或阳气亢盛的病证,阴证是指寒邪凝聚或阳衰阴盛的病证。例如,《伤寒论》的三阳病,温病的实热证,高温中暑、肝阳肝火、痰火等病证,都是阳证;《伤寒证》的三阴病,中寒、寒湿、阴水、亡阳等病证,都是阴证。

阳证的外在表现有面热赤、神烦气粗、两目炯炯有神、烦渴、易怒、声高气昂、动作猛疾、舌赤苔黄等症,脉象多为二阳或三阳脉,如浮大、浮洪、洪数、弦滑、弦数、洪滑数、弦滑数等。阴证的外在表现有面色清冷、神情淡薄、两目无神、不渴、寡言少语、肢体不暖、懒于动作、反应迟缓、舌暗淡、苔灰白等症,脉象多为二阴或三阴脉,如沉细、沉弱、濡细、细涩、沉迟、沉细迟等。

一般情况下,阳证多伴阳脉,阴证多伴阴脉,若脉、症相反,都是逆证或险证,则是阴阳错乱,气血乖戾之候。

2. 阳证转阴、阴证转阳的辨证

阳证和阴证可以互相转化。阳证转阴,多是病邪由表入里、由热转寒的表现,是病危的征兆。以六经辨证为例,病由三阳转入少阴、厥阴,此时原有的壮热面赤、神烦口渴等热盛证候,转为面色苍白、神志迷糊,郑声少语、四肢不暖等阴盛阳衰证候;原有的洪数(二阳)或滑数实(三阳)脉亦变为沉数(一阳一阴)或沉细(二阴)脉。病由三阴转入三阳时,原有的三阴证候,逐步向阳证转化,此时面色由苍白转红,神由糊转清,肢由冷转暖,沉数(一阴一阳)沉细(二阴)脉转为滑数、浮数(二阳)脉等。

温病中的温疫和疫疹(西医学所称的流行性脑脊髓膜炎、出血热),阳证转阴或阴证转阳的情况比较多见,临床者在诊治这些病证时,应当把握它们的先兆,未雨绸缪,加以防治,及时扭转逆势。

3. 阳证似阴、阴证似阳的辨证

阳证似阴、阴证似阳,多见于伤寒与温病的极期。伤寒阴寒极盛,阳气被格于外,体表反而出现假热现象,此为真寒假热,亦称阴证似阳。温病热极,热邪夹阳气内陷肝、肾,体表反出现假寒现象,此为真热假寒,亦称阳证似阴。《黄帝内经》所言"寒极生热、热极生寒",即是此种病理。

临床辨识此两病证,应去伪存真,注意脉、舌、症间的内在联系。大凡真热假寒,四肢虽冷而胸腹必热,面虽苍白而舌体必绛,脉虽沉伏而必滑数有力(一阴三阳脉)。大凡真寒假热,面赤限于颧部而浅浮如妆,苔虽灰黑而湿润有余,脉虽浮而细弱如散叶(一阳三阴脉)。阳证似阴(真热假寒)时,脉象沉而滑数有力,或浮取细紧、沉取坚实而数;阴证似阳(真寒假热)时,脉象微细欲绝,或虽浮而细弱如丝。结合其他诊法信息,细心鉴别,分辨真假寒热并不困难。

第二节　脉诊与六经辨证

汉代张仲景著《伤寒论》,将外感疾病演变过程中的各种证候群,进行综合分析,归纳其病变部位,寒热趋向,邪正盛衰,而区分为太阳、阳明、少阳、太阴、少阴、厥阴六经病。几千年以来,它有效地指导着中医学特别是中医脉诊的辨证施治。

一、掌握六经病主症、主脉,进行六经病辨证

《伤寒论》的六经,既是伤寒热病序变中的六个阶段,又是多种疾病所表

现的六个病域。六经病各有自身的病理特点,并有着与病理相应的主症、主脉,据此就能对六经病作出诊断与鉴别。如太阳病风寒束表证,既有恶寒无汗、头身疼痛等主症,又有浮紧或紧数的主脉;阳明病中焦实热证,既有壮热出汗、面赤口渴等主症,又有洪大或数的主脉;少阳病邪在半表半里,既有寒热往来、胸胁苦满等主症,又有弦数的主脉;少阴病肾阳衰微,既有神疲欲寐、四肢厥冷等主症,又有沉细或微细的主脉。

《伤寒论》正是掌握了六经病的主症、主脉,从而展开了识别六经病经证、腑证、正局、变局、坏证、合病、并病、传变等情况。例如,同为太阳病的两个病例,均有恶寒头身疼痛的症状,但前者有浮紧脉,后者却为沉细脉,此时前者是风寒表实证,宜用辛温解表的麻黄汤治疗;后者为既有风寒在表,又有寒伤肾阳的太阳、少阴合病证,宜用发表温肾的麻黄附子细辛汤治疗。此种诊断即是根据患者具有太阳病的主症、主脉和少阴病的主症、主脉而展开的。

《少阴病篇》云:"脉浮而迟,表热里寒,下利清谷者,四逆汤主之。"本条是根据浮脉主表热,迟脉主里寒而作的诊断,治则当先治里寒。在太阳病和阳明病由实转虚或由热转寒的演变中,脉诊辨证亦起重要作用。太阳病风寒表实证的阶段是浮紧脉,得汗之后若浮紧转为浮缓,犹恶风寒,已转变为风寒表虚证,当用调和营卫的桂枝汤治疗;若脉变沉迟,则邪去正虚,营卫虚寒,当用温补营卫的新加汤治疗。

在阳明病实热证的阶段,多为洪数脉或滑数有力之脉,宜用清热的白虎汤治疗;虽有实热症状,若脉不洪而芤,或滑数无力,是阳明病热耗气津,实中有虚,宜选既能清热又益气津的人参白虎汤治疗;若脉沉数有力,又有腹满便闭等症状,是阳明热结胃肠,宜用通腑泄热的大承气汤治疗。

二、观察脉象的动态,及时了解病证的趋向和传变

脉象是病理变化的外在表现,除特殊情况下,脉象总是如实地反映着机体的病理状态。因此,观察脉象的动态,可及时了解病情的趋向和传变。

《伤寒论·太阳篇》云:"伤寒一日太阳受之,脉静为不传,颇欲吐,烦躁,脉数急者为传也。""太阳病得之八九日,如疟状……其人不呕,清便欲自可,一日二三度发,脉微缓者为欲愈也。"以上两条,就是仲景以脉测证,观察太阳病趋向的例证。

少阴病病机是真阳衰微,阴寒内盛;厥阴病的病机是阴阳交争,寒热胜复,均属重危病证,此时观察脉象动态尤为重要。病由阴出阳,脉由沉转浮,由绝转还均是由凶转吉之征兆。"少阴病脉紧,至七八日,自下利,脉暴微,手足反温,脉紧反去者为欲解也;虽烦下利,必自愈。""厥阴中风,脉微浮为欲愈,不浮为未愈。""下利后脉绝、手足厥冷,卒时脉还手足温者生,脉不还者死。"上述条文,即是仲景观察脉象动态,脉诊辨证,判断少阴、厥阴病机转和吉凶的经验总结。

在某些变证和坏证中,脉象动态诊断的价值亦很突出,如"太阳病脉浮而动数……表未解也,医反下之,动数变迟,膈内拒痛……心下因硬,则成结胸"。本病原为恶寒头痛脉浮的太阳病表实证,医反下之,则成结胸证。仲景这种以脉测证,注意动态,配合物理诊断的方法,值得今人在诊断结胸证和其他病证时借鉴。

三、脉症互参,确定治疗原则

《伤寒论·太阳篇》云:"脉浮者,病在表,可发汗,宜麻黄汤。"又云:"太阳病发热无汗,热多寒少,脉微弱者,此无阳也,不可发汗,宜桂枝二越婢一汤方。""太阳中风,脉浮紧,发热恶寒,热多寒少,身疼痛,不汗出而烦躁者,大青龙汤主之;若脉微弱,汗出恶风者,不可服之,服之则厥逆。"

从上可见,同为太阳病证,有脉浮紧或数的风寒表实证,当用汗法,使风寒随汗而解;虽有风寒而脉微弱者,为阳气虚弱,即禁止发汗,否则将导致亡阳亡液。在《阳明篇》里亦有较多可否汗下的记载。"伤寒四五日,脉沉而喘满,沉为在里,而反发汗,津液越出,大便为难,表虚里实,久则谵语。""阳明病谵语发潮热,脉滑而疾者,小承气汤主之。"又云:"阳明中风,口苦咽干,腹满微喘,发热恶寒,脉浮而紧,若下之,则腹满小便难也。""患者烦热,汗出则解,又如疟状,日晡所发热者,属阳明也,脉实者宜下之,脉浮虚者宜发汗,下之与大承气汤,发汗宜桂枝汤。"上述四条,通过脉诊辨证,前两条是阳明腑实证,热结胃肠,宜用下法,使热邪下泄;后两条为太阳余邪未尽,禁用下法而宜用桂枝汤之类的汗法,使寒热表解。

《伤寒论·太阴病篇》,尚有:"以脉诊辨证来确定下剂的用量者,太阴为病,脉弱,其人续自下利,设当行大黄芍药者,宜减少,以其人胃气弱,易动故也。"此一方法,亦可供今人借鉴。

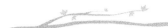

四、从脉的组合和兼象来鉴别病因和寒热虚实

《难经·四难》云:"脉有一阴一阳,一阴二阳,一阴三阳;有一阳一阴,一阳二阴,一阳三阴……"阳脉主热、主动、主升、主实;阴脉主寒、主静、主降、主虚。浮、大、弦、数、滑、洪、促之类均为阳脉;沉、小、濡、迟、涩、细、缓之类均为阴脉。

阳脉与阳脉、阴脉与阴脉、阴脉与阳脉之间的组合,均有一定规律。例如,浮数、滑数、弦滑、弦数、洪数等,都是二阳脉,分别代表着表热、里热、阳明实热、肝热、阳亢等病理;沉细、沉迟、濡细、濡缓、细涩等,都是二阴脉,分别代表着阳虚、里寒、气血两亏、气虚血涩等病理;浮缓、浮细、细弦、濡数为一阳一阴或一阴一阳脉,分别代表着表虚、表证兼气虚以及肝血虚、湿热等病理。

张仲景正是掌握了此种阴阳脉法的规律,从而有效地展开脉诊辨证,从脉的组合和兼象来判断病因之异和寒热虚实之变。例如,在太阳病或表证的病例中,浮是主脉属阳,但可由病因不同或体质之异,浮脉伴随着属性不一的兼象脉。感受风寒者,由于寒为阴邪,其性收引,故见一阳一阴的浮紧脉;感受风温者,由于温为阳邪,其性升动,故见二阳的浮洪脉;感受风湿,由于湿为阴邪,其性凝滞,故见一阳一阴的浮涩脉;风寒束表,热郁于内,烦躁无汗的大青龙汤证,则是二阳一阴的浮紧数脉。

在太阳病虚实夹杂病例中,外感风邪,营卫不和,表虚自汗,则是一阳一阴(一实一虚)的浮缓脉。气血本虚,又感风邪,则是一阳一阴(一实一虚)的浮细脉。在阳明腑实证和少阴病里寒的病例中,沉为主脉,属阴,主里证,阳明腑实,热结胃肠者,则是一阴一阳或一阴二阳的沉数脉或沉滑数脉;阳明虚寒、寒积于内,则见二阴的沉迟脉;少阴病真阳衰微,则是二阴的沉细脉;少阴病热化证,则是一阴一阳或一阴二阳的细数脉或细滑数脉。

五、掌握寸、关、尺三脉特性,区别不同的病位与病证

《伤寒论》的三部九候法,兼用《黄帝内经》《难经》的方法,而以《难经》的方法为主,尤其能掌握寸、关、尺三脉的共性和个性,以此区别不同的病位与情变。

寸为阳脉,主心肺及上焦病证;尺为阴脉,主肾及下焦病证;关脉居中,主肝、胃及中焦病证。寸脉较浮,宜轻取而不耐重取;尺脉较沉,宜重取而不任轻取;关脉居中,宜中取及中重取,此为寸、关、尺三脉的个性。一浮俱浮、一沉俱沉、一数俱数、一迟俱迟、一弦俱弦、一滑俱滑,此为寸、关、尺三脉的共性。"风温之为病,脉阴阳俱浮……太阳病或已发热,或未发热,必恶寒,体痛,呕逆,脉阴阳俱紧者名曰伤寒。"此即寸、关、尺三脉一浮俱浮、一紧俱紧的共性表现。

有些病例,由于虚实互见,寒热夹杂,寸、关、尺三脉往往显现各自的个性,出现浮沉大小、弦紧缓涩等不相一致的状况,这方面《伤寒论》亦有较多记载。例如:"太阳中风,阳浮而阴弱,阳浮者热自发,阴弱者汗自出,啬啬恶寒,淅淅恶风,翕翕发热,鼻鸣干呕者,桂枝汤主之。""太阳病,寸缓关浮尺弱,其人发热汗出,复恶寒,不呕,但心下痞者,此以医下之也……"上述两条,前条之浮弱脉,即轻取为浮,重取见弱,浮显于寸,弱现于尺之脉,实为外感风邪后表虚而余邪未尽之常见脉。后条之浮缓弱脉,即浮脉以关部为显,柔缓以寸部为显,弱以尺部为显之脉,实为太阳中风后表虚证误下成痞之常见脉。

寸脉主心胸部及上焦,太阳病或胸肺疾病,寸脉的病态较为突出,《伤寒论》瓜蒂散证云:"病如桂枝证,头不痛,项不强,寸脉缴浮,胸中痞梗,气上冲咽喉不得息者,此为胸中有寒也,当吐之宜瓜蒂散。"此条表达了寸脉的个性。关脉主脾胃及中焦,《太阳篇》痞证的条文云:"心下痞,按之濡,其脉关上浮者,大黄黄连泻心汤主之。"此条表达了关脉的个性。尺脉主肾及下焦,形较沉而可耐重按,肾气虚弱,营血不足,下焦有病。尺脉的病态较为突出,故仲景《伤寒论》中载有不少论疾诊尺的。

六、明察脉、症的内在联系,判断内脏生克乘侮的病理

在伤寒热病的演变过程中,六经病的二阳合(并)病,三阳合(并)病,二阴合(并)病,三阴合(并)病并不少见。所谓合病,是两个或三个脏腑同时发病;所谓并病,是脏腑与脏腑之间,由此传彼先后同病。在脏腑合病并病的过程中,此虚彼实或此寒彼热,互相影响,容易发生生克乘侮的病理关系,这种关系往往可从脉、症间的关系上做出反应。

《伤寒论·脉诊篇》谓:"脉有相乘,有纵有横,有逆有顺。水行乘火,金

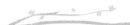

行乘木名曰纵；火行乘水，木行乘金名曰横；水行乘金，火行乘木名曰逆；金行乘水，木行乘火名曰顺。"仲景所言的纵横逆顺，实为中医五行学说生克乘侮的病理表现。

《伤寒论·阳明篇》谓："伤寒，腹满谵语，寸口脉浮而紧，此肝乘脾也，名曰纵，刺期门。"本条所言之腹满谵语为阳明腑实证，浮紧（紧作弦紧解）为肝气实之脉，肝旺乘胃，木郁土壅，治当泻肝，故刺肝穴期门，以泻肝实。

《伤寒论·少阳篇》谓："阳明少阳合病，必下利，其脉不负者为顺也，负者失也，互相尅贼，名为负也。"本条言胆胃同病而有下利的患者，见滑数有力者为顺脉，因本病之下利是一热泻，脉当滑数有力；若见滑数而弦甚之脉，此为负脉，因弦甚是肝胆旺之脉，肝胆乘胃，下利更难治愈。

此种生克乘侮的病脉，《伤寒论》举例不多，但临床实际并不少见。例如，少阴病阴虚发热的病例，以平滑脉而寸脉（传统以右寸）盈满者为顺，表示肺气充实而金能生水，病将痊愈；若寸关（传统以左寸关）弦数而急者为负（横）脉，弦数表示心肝火旺，火旺者阴液更难复原，病更难治。又如阳明病虚寒证，下利清谷，尺脉（传统以右尺）重按有力者为顺，表示火能生土，母来助子，病将速愈；若尺沉细而弱，亦为负脉，示火不生土，母不助子，病难速愈；若关脉弦实（传统以左关）则为负（纵）脉，表示土虚木乘，脾气更衰而病较难愈。

七、脉症相反时的脉象更有特殊价值

《黄帝内经》云："阳证得阳脉，阴证得阴脉为顺症，阳证得阴脉，阴证得阳脉为逆证。"又云："形盛脉细，少气不足以息者危；形瘦脉大，胸中多气者死。""风热而脉静，泄而脉大，脱血而脉实者皆难治。"仲景在《伤寒论》脉诊辨证中，充分应用了《黄帝内经》提示的原理，高度重视脉、症相反时的脉象，分析病机所在，从而判断病证的吉凶顺逆。

例如，临床见恶寒无汗，头身疼痛等太阳病症状时，不见相应的浮紧脉而反见沉细脉时，当为太阳少阴合病，予温经发表的麻黄附子细辛汤治疗。《伤寒论·阳明篇》云："阳明病，谵语发潮热，脉滑而疾者，小承气汤主之……明日不大便，脉反微涩者，里虚也，为难治，不可更予承气汤。"此条为热结阳明腑实证，伴滑疾脉者是顺证，可用正治的下法；若脉不滑疾而反微涩，说明气血大亏，是逆证而不能用下法。

《伤寒论·太阳篇》云："结胸者,其脉浮大者不可下,下之则死。"此条言患结胸者当见沉紧脉,脉、症相符,可用下法;若脉不沉紧而反浮大,为表邪犹盛,仍宜治表而禁用下法。《伤寒论·厥阴病篇》亦有脉、症相反的记载:"伤寒下利日十余行,脉反实者死。"此言伤寒下利甚剧,脉当沉细弱数,方为顺证,今反实大者,为邪盛病进,是逆证而难治。

寒厥和热厥是两类截然不同的病证,临床上均有面色苍白、四肢厥冷等症状,然而寒厥的脉象沉迟或微细,脉和症所表现的均是虚寒病理,当用温里的四逆汤治疗;热厥的脉象沉滑或滑数有力,脉、症相反,脉象表示实热在里,外寒则是假象,当用清里热的白虎汤治疗。

第三节　脉诊与温病辨证

一、确定温病类别

温病种类较多,常见者有风温、春温、湿温、暑温、伏暑、秋燥、温疫等病,这些病证,均需临床者认真脉诊辨证,才能区别。风温初起,常有浮洪而数、两寸尤大之脉,参合发病急、壮热面赤、咳嗽喘促等症,常可早期确诊。湿温和伏暑,常有身热不扬,始则恶寒、头身重痛、胸痞恶心、汗出不畅等症,并有舌赤绛、苔白腻、脉濡数等特征。

有文献记载,1945—1950 年,彼时湿温、伏暑流行(西医称为肠伤寒),当时缺少现代化检测手段,有老中医即凭相对濡缓脉和舌象(舌尖赤绛、白腻苔)参合症状作出诊断,对症下药,多获成效,此一方法,在现今年代,仍有实用价值。1950—1960 年,暑温(西医称脑炎)流行,有老中医所遇病例,一为湿重于热型,一为热重于湿型,前者脉多濡数,后者脉多洪数或滑数有力,前证用芳香之剂,宣瘟泄浊较为有效,后证用辛凉重剂加味白虎汤有效。

临床的秋燥病例(西医称为流感),以浮数有力,寸脉浮大为多见,符合中医温邪犯肺的脉学原理,此种脉象,有一定的特殊性。中医所称的瘟疫(西医称为流行性脑脊髓膜炎)、疫疹(西医称为出血热)都具有传染快、变证

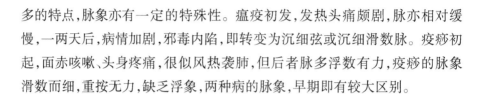

多的特点,脉象亦有一定的特殊性。瘟疫初发,发热头痛颇剧,脉亦相对缓慢,一两天后,病情加剧,邪毒内陷,即转变为沉细弦或沉细滑数脉。疫痧初起,面赤咳嗽、头身疼痛,很似风热袭肺,但后者脉多浮数有力,疫痧的脉象滑数而细,重按无力,缺乏浮象,两种病的脉象,早期即有较大区别。

二、确定温病的病位

《温热论》云:"温邪上受、肺首受之……卫之后方言气,营之后方言血。"由卫传气,由气入营,由营入血(由上焦肺传中焦脾胃,由中焦传下焦肝肾),是温病传变的普通规律,也是临床辨证施治的主要依据。

温病初发,邪在肺卫或上焦,故有发热微恶风寒等表证,又有舌尖边微赤、苔薄黄、脉浮数或滑、寸脉尤为浮大等体征。病邪传入气分或中焦时,正气方刚,邪热炽张,邪正交争,则见壮热面赤、神烦气粗、出汗烦渴、舌赤、苔黄腻等肺胃实热症状,此时脉多洪数或滑数有力,寸关俱盛,此为特点。

气分证不愈,传入营分,心营受邪,出现身热夜甚、渴不多饮、神志迷糊或有谵语、身发红疹或白痦、舌变赤绛、苔变黄糙等症,脉象变为滑数而细,重按无力,提示热邪犹炽而气阴已伤。温邪深入血分或下焦肝肾,现神志昏迷、痉厥、齿黑耳聋、身发斑疹、吐血、衄血、便血、溲血、苔变焦黄等症,脉象变为沉细滑数,重按无力或有结代者,提示心气虚损;脉劲数者,宜防肝风内动。

从上可知,温病由卫传气、由气传营、由营入血的过程中,症、舌、苔、脉等信息,均是随着由浅入深的病理过程而演化的,不过,症状可有假象,而舌、脉总是如实反映的。例如,病在气分阶段的战汗热退证,见神静脉缓乃是向愈佳兆,神不静而脉象急疾者,则是阴阳交争的寒热胜复,是恶化的凶兆。又如病在血分的热深厥深证,患者面色苍白、四肢厥冷等寒象均是假象,舌赤绛、脉沉滑数的里热证则是实象。

三、确定温病的变证和坏证

温病大多具有热毒重、伤阴快,内脏易损,极易出现变证、坏证的特点。变证和坏证的征兆,有时症状异常在先,有时则脉象异常在先,见微知著,随时注意脉、症演变,是识别和防止变证、坏证恶化的主要手段。

　　《温病条辨·上焦篇》谓："太阴温病，脉浮洪，舌黄，渴甚，面赤恶热者，辛凉重剂白虎汤主之。""太阴温病，脉浮大而芤，汗大出，微喘，甚至鼻孔扇动者，白虎人参汤主之；脉若散大者，急用之倍人参。"又谓："手太阴暑温……汗出不止，烦渴而喘，脉洪大有力者，白虎汤主之；脉洪大而芤者，白虎加人参汤主之……汗多脉散大，喘喝欲脱者，生脉散主之。"以上条文，说明太阴温病，有大热、气喘、大渴、大汗，脉亦洪大者，方为肺胃实热证，可用辛凉重剂之白虎汤以清气泄热；若脉有芤象（指初按脉洪大，重按脉空豁），示气阴已伤而须加用人参清补兼施；若脉散大而又有喘喝欲脱者，当用生脉饮益气养阴敛脱的方法。

　　《温病条辨·下焦篇》谓："风温、温热、温疫、温毒、冬温，邪在阳明久羁，或已下，或未下，身热面赤，口干舌燥，甚则齿黑唇裂，脉沉实者方可下之；脉虚大，手足心热甚于手足背热者，加减复脉汤主之。"又谓："温病误用升散，脉结代甚至脉两至者，重予复脉汤，虽有他证后治之。"从上两条，说明温病久延或治疗失误，容易出现气阴两伤及心气损伤的变证和坏证，而诊断这些变证和坏证，辨脉则是最主要的手段之一。

四、确定温病治疗原则

　　温病邪在卫分或上焦时宜表，邪壅气分时宜清，热结胃肠时宜下，热入营分时宜凉或透，气分实热夹虚时宜扶正清热，热结胃肠夹阴液不足时宜增液通腑。温病的这些治则，是根据患体的虚实状况和热邪所中的部位而确定的。脉诊在确定虚实和病位的脉诊辨证中有着重要的地位。

　　《温病条辨·上焦篇》谓："太阴之为病，脉不缓不紧而动数，或两寸独大，尺肤热，头痛，微恶风寒，身热自汗，名曰温病。"此条是确定温病邪在卫分的脉诊辨证，以不缓不紧之脉，证明不是《伤寒论》之麻黄汤证或桂枝汤证；以脉之动数及两寸独大，并有头痛、微恶风寒、身热自汗等症，证明温病邪在卫分。又谓："太阴风温、温热、温疫、冬温，初起恶风寒者，桂枝汤主之；但热不恶寒而渴者，辛凉平剂银翘散主之。"此条是承上条脉诊辨证确定邪在卫分的基础上，以恶风寒与不恶风寒而采取的两种解表方法（前者辛温解表，后者辛凉透表）。该篇又谓："白虎本为达热出表，其人脉浮弦而细者不可予也，脉沉者不可予也，不渴者不可予也……"本条言辛凉重剂之白虎汤本为热盛而设，然温邪热盛，脉当浮洪、洪数，且当烦渴，今脉不洪反细，是热

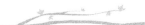

不盛而里虚甚也;脉不浮而反沉,是邪陷在里(肝肾)而不在肺胃也;患者不欲饮水,是无实热也。具有此等脉、症,均非白虎汤之适应证,故当禁用。

《温病条辨·中焦篇》云:"面目俱赤,语声重浊,呼吸俱粗,但恶热不恶寒,日晡益甚者,阳明温病也,脉浮洪躁甚者白虎汤主之;脉沉数有力,甚至脉体反小而实者,大承气汤主之……"又云:"阳明脉实而滑疾者;小承气汤主之;脉不实者牛黄丸主之,紫雪丹主之。"从上条文,可知在辨别是阳明病经证(气分实热证),还是阳明病腑证(热结胃肠证)的问题上,辨脉亦是重要依据。脉浮洪躁甚者,示热邪犹在气分,适用清气泄热法,投辛凉重剂之白虎汤;脉沉数有力者,示热结胃肠之重症,宜用峻下法,投咸苦寒重剂之大承气汤;脉滑疾有力而不沉者,示热结胃肠犹轻,宜用缓下法,投通腑泄热之小承气汤;脉滑疾而无力者,示热入营分而有虚象,不宜使用下法,而宜投牛黄丸或紫雪丹清营分之热。热结胃肠应用下法后,阴液不足而仍有腑实者,可否再用下法?针对这一问题清代医学家吴瑭提供了更为深细的辨治方法,《温病条辨·中焦篇》谓:"下后数日,热不退或退不尽,口燥咽干,舌苔干黑或金黄色,脉沉而有力者,护胃承气汤微和之;脉沉而弱者,增液汤主之……阳明温病,下后二三日,下证复现,脉甚沉或沉而无力,止可予增液,不可予承气。"

五、判断温病的预后吉凶

判断温病的预后吉凶,中医学积累了较多的方法。《内经·论疾诊尺篇》谓:"尺肤热盛,脉盛躁者病温也,其脉盛而滑者,病且出也。"《温病条辨·下焦篇》谓:"温病法当脉数,今反不数而濡小者,热撤里虚也。"以上两条,言温病病证的进退,可从脉象躁与不躁、数与不数来判断。

《温病条辨·原病篇》谓:"热病七八日而脉微小,病者溲血,口中干,一日半死;脉代者一日死。"《内经·评热病论》谓:"有病温者,汗出辄复热,而脉躁疾,不为汗衰,狂言不能食……病名阴阳交,交者死也。"以上两条,一言病温且有溲血,脉反微小(阳证得阴脉)者为死证;一言高热不为汗衰,汗而复热,脉仍躁疾而有狂言者亦为死证。

从西医学观点看,前条的病证,很似现代医学所称的出血热低血压期;后条所言的病证很似服药无效而有中枢神经中毒的败血症,均是危症。叶天士《温热论》谓:"盖战汗而解,邪退正虚,阳从汗泄,故渐肤冷,未必即成脱证……但诊其脉,若虚软和缓,虽倦卧不语,汗出肤冷,却非脱证;若脉急疾,躁扰不卧,肤冷汗出,便为气脱之证矣。"本条言温病气分证阶段出现战汗热退者,可有肤冷出汗等状若虚脱的症状,临床者鉴别脱与不脱可凭脉象是和缓还是急疾、精神是安静还是烦躁等情况作出决断。

第四节 脉诊与脏腑辨证

一、判断五脏的虚实

1. 判断心气的虚实

心脏是主宰神明和血液运行的器官,既有自主功能,又受其他脏腑的影响。《素问·六节藏象论》云:"心者,生之本,神之变也,其华在面,其充在血脉……"又云:"平心脉来,累累如连珠,如循琅玕曰心平……病心脉来,喘喘连续,其中微曲曰心病;死心脉来,前曲后居,如操带钩曰心死。"可见心脏的生理病理现象,在体貌和脉搏上都有一定表现。

健康者的心脉来盛去衰(洒)充盈流利,圆滑如珠,累累连续,起伏有序,不躁不迟,浮沉大小相得。此种脉象,《素问》喻为如钩脉,反此即为病脉。临床实践中,心阳过亢者,脉象常有浮、大、洪、滑、急、促等变化,尤以寸脉为显,此为钩之太过脉,癫狂、痫证、瘿瘤、痰火不寐等病证均易见之。心阳衰弱或心气不足者,脉象常有沉、细、小、短、弱、迟、涩、代等变化,亦以寸脉为明显,此为钩之不及脉,在久年心痛、虚劳、亡阳及少阴病证易见之。

心血瘀阻的病证,脉象常有涩、结、迟等变化;心阴心阳失调的病证,脉象常有动促或快慢不一的变化;胸痹心痛的病证,多见阳微阴弦脉(浮取微小、沉取弦实;寸脉微小、尺脉弦涩)。在脉象仪所测的脉形上,健康成人的脉形,呈三峰波型,主波幅较高,重搏波波峰比较明显,下降支倾斜由高而低,比较滑利潇洒,大有《黄帝内经》累累如连珠,如循琅玕,状如钩形,来盛去衰(衰改洒更切)之势。

有专家统计,100例胸痹(西医诊为冠心病)病例中,呈阳微阴弦的脉形

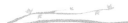

占65%,脉形的结构改变明显,原来的三峰波型大多消失,主波幅大多降低,潮波峰均有抬高,重搏波波峰均变浅或消失,其下降支僵直,看不出有滑利洒脱的走势,总体上成为一种弦短涩脉。在20例心气虚(西医诊为心功能不全、左心输出量减少)的病例中,脉形呈沉小及濡细的占75%。鉴于心气虚、实两证在脉形结构上均有明显差异,医者在脉诊时若能细心揣摩,直观上也是比较容易判别的。

2. 判断肺气的虚实

肺主气,帅血运行,大会百脉于寸口,故肺气的强弱,在寸口有明显表达。《素问》云:"肺者,气之本,魄之处也,其华在毛,其充在皮,通于秋气。"又云:"秋脉如浮,秋者肺也……故其气来轻虚以浮……""平肺脉来,厌厌聂聂,如落榆荚曰肺平;病肺脉来,不上不下,如循鸡羽曰肺病;死肺脉来,如物之浮,如风吹毛曰肺死。"可见肺气的虚实,形症及脉象均有较多表现。

肺主宣发,熏肤充身泽毛,若雾露之溉,肺气充旺之人,不仅有毛发光亮、肌肤润泽、四肢暖和等外在表现,还有轻取可得、泛于肌肤之间、来去从容、起伏有序的如浮脉。浮之太过,浮之不及,浮而散乱,浮而如丝如毛难以触摸者均是病脉。

在医学典籍中,《金匮要略》是记载辨治肺系病最多的文献,其中《肺痿肺痈、咳嗽上气篇》《痰饮咳嗽篇》列有仲景脉诊辨证30余条经验。例如:"咳而脉浮者,厚朴麻黄汤主之;咳而脉沉者,泽漆汤主之。"脉浮示外感风寒,脉沉示内积痰饮;风寒宜宣肺散寒,积饮宜温逐痰饮,两者治法大不相同。又言:"寸口脉数,其人咳,口中反有浊唾涎沫……脉数虚者为肺痿,滑数实者为肺痈。"此为以脉测证,鉴别肺痿、肺痈的方法。又言:"上气面浮肿、肩息,其脉浮大不治,又加下利又甚。"此言咳嗽上气至面肿肩息程度,脉浮大不敛,是肾气衰竭不能纳气的表现,故难治。又言:"久咳数载,其脉弱者可治,实大数者死。"此言久年咳喘,肺肾已虚,脉当细弱,今反实大而数,示又受新感,正虚邪实,痰热内盛,故曰难治。仲景这些宝贵经验,值得今人借鉴。

在临床实践中,肺气壅实或肺气虚损的患者,可以表现出两组完全不同的脉象,一组以浮、大、实等为主要表现,一组以沉、细、虚等为主要表现。外感疾病中,风热表实多见浮数脉,风温多见浮洪脉,此类脉象,均为肺气壅实,浮之太过脉。痰饮及久咳的患者,多见浮弦或弦脉,证实《金匮要略》"咳家其脉弦,为有水"之说是有实据的。

在肺气虚损的病患中,脉象的变化,以细弱、弱小、短小、细弱数为多见,寸脉的变化最为明显,此种脉形表现,主波幅低矮,正性波段缩短,总体反映为弱小脉。哮喘有虚、实两证,实证哮喘有张口抬肩、声如曳锯、两目如脱等症,脉多浮大弦数;虚证哮喘有胸形如桶、动则气喘、声短气怯、自汗易感等症,脉多弱小而数。

3. 判断肝气的虚实

肝是主宰发陈、疏泄、谋虑的器官,它的功能变化,极易反映于寸口动脉。《素问·玉机真脏论》云:"春脉如弦,春脉者肝也……故其气来软弱轻虚而滑,端直以长,故曰弦,反此者病。"可见,正常的肝脉,是端直而长,弦带柔滑之脉;不弦或弦甚,不及与太过,都是病脉。

在太过脉一类病证中,患肝气郁结者,由于气郁于内,故脉弦而略有沉紧;患肝气横逆者,由于肝气横冲直撞,故脉多浮而弦大;患肝阳上亢者由于肝阳激动,故脉多弦滑而实,寸关尤大;患风阳上亢者由于风火相煽,气血激荡,故脉多弦大汹涌;肝风窜扰者由于风性紧急,故脉多弦劲或紧。大凡实证之弦脉,指诊上均有端直以长,如按新张弓弦,脉体强而厚实等征;此种弦脉在两手寸、关、尺均有相应表现,但以关脉为甚。

有作者分析了60例肝实证病例的脉形,其弦象不仅出现在左手寸、关、尺,亦出现在右手寸、关、尺。在脉形上,弦脉的主要表现是主波幅较高,潮波明显抬高,甚至与主波峰融合,脉形变阔变大,正性波段延长,与指诊上的端直以长,如按琴弦,脉形阔大,重按有力等征完全吻合。有一种弦劲脉(中医称为肝风窜扰,西医称为高血压Ⅲ期或动脉粥样硬化者),此脉端直而长,弦硬粗大,轻取至极重取的过程中其强劲体势始终不衰,脉形上此脉潮波抬高,僵直有角,重搏波波峰完全消失,从20%(轻取)~100%(极重取)五个等级的压力下,脉形的大小和硬度基本不变,此脉可能即是《黄帝内经》所称的死肝脉。以此脉与同节内弦大汹涌的风阳上亢脉作比较,有明显区别。

肝气虚损之脉,《素问》亦有一定记载:"……故曰弦,反此者病,其气来实而强,此为太过,病在外;其气来不实而微,此为不及,病在中。"可见肝虚的病理脉,主要是弦之不及,按之不实,脉变微弱等变化。在临床实践中,肝血不足或肝阳不足的患者,均可见面色不华、头昏目花、血压偏低、形倦易疲、怕冷无汗、肢体肿胀、生长发育缓慢、早衰等症状，脉多濡细而软，中重按时脉形模糊或消失，尤以关脉为显。此脉脉形较细、主波幅较矮、潮波和重搏波波峰变浅、正性波段缩短等改变，本质上是一种濡弱脉或细弱脉。

临床上，肝虚所见的头昏目花、面色不华等症状，亦可见于精血不足、肝风内动的患者，鉴别时可先从诊脉入手，见弦劲脉者先从肝风考虑；见濡弱脉者即从肝虚考虑，事后大多应验。尚有某些本虚标实或虚实夹杂的肝系病证，临床亦有弦脉出现，但弦的程度和弦的兼象多另有特点。例如，血不养肝证之头痛，多为细弦脉，且重按无力。劳倦过度，虚烦而致的头痛，多现虚性弦脉，此脉脉形较浮，寸脉较大，但重按无力，脉形的正性波段缩短。此证在中老年人中颇为多见。

4. 判断肾气的虚实

中医学认为肾是生命之本，主宰人的生命活动、生长发育、藏精生育、泌尿等活动。肾气的虚实，在寸口亦有明显表达。《素问》云："冬脉如营，冬脉者肾也……万物之所以合藏也，故其气来沉而搏，故曰营，反此者病……其气来如弹石者，此为太过，病在外；其去如数者，谓之不及，病在中。"指出健康的肾脉，位较沉伏，其势来盛去渐、累累不绝，其动搏指有力，按之较实。

《素问》的有关篇章，指出肾气虚损的病理脉是多样性的，如沉细脉、虚大脉、涩脉、如数脉（短小促脉）等。这些病理脉，在后世医家的实践中多能证实，例如，《伤寒论·少阴病篇》言肾阳衰弱的微细脉，《金匮要略·虚劳篇》言妇女半产、男子亡精失血的虚大脉（含芤、革脉），言男子精冷无子的浮涩弱脉等。肾的虚损性脉，在尺部的表达最为明显，亦可见于寸、关二部，在实践中发现，肾气虚的病例，大多有尺脉比较沉细，重按无力的现象，在脉形上，尺脉的40%～60%（即中取）处见正性波段，80%～100%（即重取及极重取）即为负性波段，此种脉象，在男子阳痿、女子不孕症中颇多。

肾阳虚损或命门火衰的病例，多见寸、关、尺俱沉的沉细脉（老年或原患动脉硬化者可见虚弦脉），脉象图显示，此脉脉形细小，主波幅低矮，脉形总面积缩小，正性波段推迟出现、提前消失，尺脉脉形尤为细小，甚至全为负性波段。肾阴虚及阴虚发热病例，多见滑数或细滑脉，此种脉象，指诊时均不耐重按，提示虚象，所测的脉形图上，在80%～100%（重取及极重取）时均现负性波段，此一表现，是虚证发热与实证发热的鉴别点。

关于肾病实证的病脉，《素问》《金匮要略》亦多记载。《素问》言："病肾脉来如引葛,按之益坚曰肾病;死肾脉来,发如夺索,辟辟如弹石曰肾死。"此处所言之病肾脉,乃脉形坚实,搏动有力,牵连如葛,推之不移之脉;此处所言之死肾脉,乃弦劲僵直,体硬如石之脉,即肾之真脏脉。按脉理言,此种脉象均为太过脉;从病理言,此脉乃是肾精衰竭,水不涵木,肝风内动,本虚标实脉。验之临床,此脉象多见于老年动脉硬化之极期,随时有中风之虞,临证者遇此脉象,当劝告病家戒酒慎怒,注意保养,防跌防冻,甚为必要。

查阅《素问》《金匮要略》肾系病的实证,包括水气、寒厥、奔豚、冲疝、溃疝、关格等病证,此类病证,均有其相应的脉、症。寒厥、奔豚脉多紧急;冲疝之发脉多沉紧;溃疝之发脉多滑象,今人验之临床,颇多符合。肾系病实证,以水气病最为多见,《金匮·水气病篇》云:"病有风水、有皮水、有正水、有黄汗。风水其脉自浮……皮水其脉亦浮……正水其脉沉迟、外证自喘;石水其脉自沉,外证腹满不喘。"究其病因,风水和皮水有外感因素,故均有浮脉;正水和石水均为水寒内停,故有沉脉及沉迟脉。

有专家在测试中发现,风水病无明显热邪者脉多浮紧,此种脉象,除风寒表实证能见到外,其他场合极为少见。在风水久延,湿毒激动肝风,血压上升的患者中(西医称为肾性高血压),其脉弦紧,此脉形较为特殊。在脾肾两败,浊阴上泛而有呕吐的关格病例中(西医称尿毒症极期、肾性高血压),脉象弦大而滑,寸脉反细小,此脉亦很特殊。

5. 判断胃(脾)气的虚实

中医所称的胃气,有两种含义,一指脾胃的吸纳运化功能,二指脾胃对营血和心、肺、肝、肾内脏的充养和调节。前者中医学传统以观察右关、人迎、趺阳等动脉的虚盈和强弱来判断;后者通常在三部九候诊脉中及望诊中观察。

《素问·平人气象论》云:"平人之常气禀于胃,胃者平人之常气也。人以水谷为本,故人绝水谷则死,脉无胃气亦死,所谓无胃气者,脉得真脏脉不得胃气也。无胃气者,肝不弦,肾不石也。"又云:"春胃微弦曰平,弦多胃少曰肝病,但弦无胃曰死……夏胃微钩曰平,钩多胃少曰病,但钩无胃曰死……长夏胃微软弱曰平,弱多胃少曰脾病,但代无胃曰死……秋胃微毛曰平,毛多胃少曰肺病,但毛无胃曰死……冬胃微石曰平,石多胃少曰肾病,但石无胃曰死……"又云:"脉弱以滑,是有胃气;形气相失,谓之难治;脉实益坚,谓之益甚。"

综上所述,可见中医学所称的脉有胃气,即是一种来自脾胃的能够维持心、肺、肝、肾诸脉正常跳动的能源,使它们活动不止,保持流利圆滑,来去舒徐有力,累累不绝的态势。

一个健康者,无论是心、肝、肺、肾等脏所主宰的如钩、如弦、如毛、微石诸脉,还是受气候影响的时脉,胃气脉始终应占主导地位。如弦是肝(春)的本脉,肝(春)脉应该微弦,肝脉失其弦,则示胃气不能充养肝脉而肝气已虚;弦甚而胃气脉次之,则示肝气实而胃气弱;若极弦而全无胃气,则为肝的真脏(死)脉。如钩是心(夏)的本脉,心(夏)脉应该微钩,心脉失其钩,则示胃气不能滋养心脉而心气已虚;钩甚而胃气脉居次,则示心气偏实而胃气虚;若极钩全无胃气,则是心的真脏(死)脉。微毛为肺(秋)的本脉,肺(秋)脉应该微毛,肺脉失其毛,则示胃气不能滋养肺脉而肺气已虚;毛甚而胃气脉次之,则示肺脉偏实而胃气虚;若极毛全无胃气,则是肺的真脏(死)脉。微石为肾(冬)的本脉,肾(冬)脉应该微石,肾脉失其微石,则示胃气不能充养肾脉而肾气已虚;石甚而胃气脉次之,则示肾气偏实而胃气虚;若极石而全无胃气,则是肾的真脏(死)脉。由此可见,肝(春)脉不弦、心(夏)脉不钩,肺(秋)脉不毛,肾(冬)脉不石,即是胃气的生化不足;极弦、极钩、极毛、极石,则是胃气的枯竭,使肝、心、肺、肾显出真脏(死)脉。《素问》的胃气脉说和真脏脉说,是在长期实践中形成的,是临床医师在脉诊直观上分辨常脉与病脉,脏气的太过与不及,了解胃气与其他诸脏的关系的重要方法。

按照《难经》和《脉经》的理论,观察脾胃本脏的虚实,应通过检察寸口、关部脉来实现,《脉经》明言右关,《难经》则未分左右,但提出中取如九菽之重与肌肉相得之处即为脾胃脉。后世医家,常以右关中取时的脉形来代表脾胃的虚实,但又不排除运用两手六部的脉象,对胃气的强弱作总体分析。

《素问》曾言:"胃脉实则胀,虚则泄。"又言:"脉大以涩者胀也,脉盛而紧曰胀。"指出了胃气虚实的病脉形态,表达了兼用关脉和六部脉总体分析的方法。《脉经》曾言:"右关脉浮,腹满不欲食,浮为虚满;右关脉沉,心下有冷气,右关脉紧,心下苦满急痛,脉紧为实;右关脉洪,胃中热,必烦满;右关脉实,胃中痛;右关脉濡,苦虚冷,脾气弱;右关脉滑,胃中有热,滑热实;右关脉弱,胃气虚,胃中有虚热;右关脉缓,其人不欲食,此脾胃不足……"这些病理脉,均有较多的实践基础,但在诊法上仅言右关而不言脉的总体,是其不足。

很多中医名家经过长期的脉诊实践和临床验证认为诊断脾胃诸病,以濡弱脉(诊断脾胃气虚)、濡细脉(诊断脾胃阳虚)、弦大或弦实脉(诊断食、热所致的、肝气犯胃的胀满)、沉紧迟脉(诊断胃寒痛)、迟滑脉(诊断脾胃积热)最有价值。

二、判断五脏生克乘侮的关系

中医五行学说,认为五脏之间有着相生相克、相乘相侮的关系。每一脏腑,均有我所生、我所克,又必有生我者、克我者。由于这种机制的存在,五脏的功能才能互有资生、互有制约,维持动态平衡而生化不息。

五脏功能活动中,如某脏功能太过,太过一方必乘犯己所胜,反侮己所不胜。中医学观察这种生克乘侮的关系,依靠审证求因,脉诊辨证来发现。《金匮要略·脉诊篇》曾言:"脉有相乘,有纵有横,有逆有顺。"金行乘木、水行乘火,五行的顺克(犯己所胜)曰纵;火行乘水、木行乘金的反克(反侮己所不胜)曰横;金行乘水,木行乘火的顺次相生(母生子)曰顺;水行乘金、火行乘木的逆次相克(子犯母)曰逆。在古代名医的著作中,运用纵横逆顺的诊法以说明五脏生克乘侮关系的有一定记载。仲景《伤寒论》云:"伤寒腹满谵狂,寸口脉浮而紧,此肝乘脾也,名曰纵,刺期门。"此木克土(顺克)的例证之一。

后世医者认为,临床所遇的病证,纯虚纯实的较少而虚实夹杂者较多;脉、舌、症的表现,完全一致的较少,有差异或各有所主的较多。因此,当症和舌表现的是某个脏腑的虚实,而脉象表现着另一脏腑的虚实状况时,临床者应脉诊辨证,由此及彼,分析它们的内在联系和相互关系,是顺还是负?是有利还是有害?按《金匮要略》所说,就是顺、逆、纵、横的关系。

1.判断五脏顺克(纵)的关系

《伤寒论·少阳篇》云:"阳明少阳合病,必下利,其脉不负者为顺也,负者失也,互相克贼,此为负也。"本条所言的负脉,即为少阳木气(肝胆之气)过亢而致的病理性弦脉。阳明(胃)有病,少阳(肝胆)亦病,肝胆之气亢而克犯胃腑,病更难愈;此种负脉,名为纵脉。类似病理,不仅在肝胆与脾胃之间存在,在脾肾同病时、心肾同病时、心肺同病时、肺肝同病时均可存在,总称为纵。

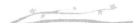

2.判断五脏反克（横）的关系

前已言之，五脏中某脏的功能太过，不但可以乘犯己所胜的一方（顺克），且可反侮己所不胜的一方（反克），前者称为纵，后者称为横。例如，木火反侮肺金，即是一种反克，临床见面红目赤、急躁易怒、咳嗽阵作、胸胁作痛、痰带血丝、舌赤苔黄等症，并见弦数脉，此一脉象可以作为木火反侮（横）的佐证。患风邪咳嗽者，见有咳嗽阵作、急躁易怒等症而又具弦数脉者，可能亦有肝火犯肺证的参与。

《难经》有名言曰"东方实、西方虚；泻南方、补北方"，即是肺肾阴伤，肝火犯肺的病例，故宜使用泻南（心肝之火）、补北（肾水）的方法。五脏之间，任何一脏的功能太过，均可发生反克（横）的病理，可出现相应的脉、症，如金反侮火，火反侮水，水反侮土，土反侮木等。此等病变，均可在脉象上体现，中医学统称为横脉。

3.判断五脏相生（顺）的关系

有些病证，单从症状来看，已可确定某一脏腑已有疾病，再从脉象来看，生我者脏腑的脉气比较充旺，此种脉、症，说明所病的脏腑受到生我脏腑的有力资养，预后比较良好。例如，肾阴虚亏或阴液不足的患者，脉诊上肺气充实（脉气充盈而长，寸脉大于关尺，来去从容有力），根据肺金能生肾水的原理，此病近期可能痊愈。又如脾胃虚弱而食欲缺乏的患者，脉诊上肾气充实（尺脉坚搏而滑），根据肾火能生脾土的原理，本证近期可能痊愈。从临床实践看，此种顺脉，不仅存在于上述病证，在其他病证中亦能存在。

4.判断五脏逆次相克（逆）的关系

脏腑间的病理关系，除了顺次相生（顺脉）、顺次相克（纵脉）、逆次反克（横脉）外，还存在逆次相克（逆脉），即子反侮母的关系。例如，肝木能滋生心火，但心火过旺能反焚肝木，造成肝阴损伤，此种病理关系，亦存在于其他脏腑的母子关系中。

第五节　脉诊与气血辨证

一、判断元气的虚实

1. 元气虚实的一般辨证

《素问》云："邪之所凑，其气必虚……夫脉者，血之府也，长则气治，短则气病……上盛则气高，下盛则气胀，代则气衰，细则气少。"又云："脉盛，皮热，腹胀，前后不通，闷瞀，此谓五实；脉细，皮寒，气少，泄痢前后，饮食不入，此为五虚。"可见，早在 2000 多年前，中医学已有一套认识元气虚实的方法。

元气充实者，具有气机旺盛，不易外感，肢体温暖，经脉畅通，饮食旺盛，大小便通利，脉形充盈而长等特点。反之，则见气机衰退，容易外感，肢体不暖，经脉不畅，饮食不旺，大小便不禁，脉形细、短、弱、代等特点。气机壅滞者见气壅，气高，腹胀，闷瞀，二便闭结，脉形来高势大等特点。

《素问》这一辨证方法，为后世医家广泛应用，其中，脉诊的方法，后世又有新的发展。晋代王叔和《脉经》指出，气虚证的脉象有虚、缓、微弱、弦（应为虚弦）四类，并把细小弱脉列为气血两虚者的指征。汉代华元化《虚实大要论》把虚脉的范畴，扩展为沉、小、微、弱、短、涩、软、濡 8 种。脉从阴阳，元气虚损者脉多为不及之脉，亦称阴脉，在临床上，这些脉象大多以相兼的形式出现，例如沉细、濡细、沉微、沉细弱等，称为二阴三阴脉或重虚脉。

《金匮要略·虚劳篇》脱气证的沉迟小脉，即为三阴脉或重虚脉；该篇劳证所言的大（虚大）脉，非一般气虚脉，而是精血大亏、阳气外浮之脉，其病理与失血证引起的芤脉相似。临床上，青年的气虚证以濡细脉最多，老年的气虚证则以虚弦或濡弦脉为多。《素问》曾言："按之不鼓，诸阳皆然，此之谓也。"指出凡是重按无力之脉，均是虚象脉，是阳气不鼓的表现；即使是浮、大、弦、滑等阳脉，亦是如此。仲景《金匮要略·虚劳篇》曾言："脉大者为劳。"此即虚大脉。吴塘在《温病条辨》中指出，脉浮洪者为阳明实热，用辛凉

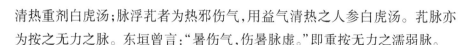

清热重剂白虎汤;脉浮芤者为热邪伤气,用益气清热之人参白虎汤。芤脉亦为按之无力之脉。东垣曾言:"暑伤气,伤暑脉虚。"即重按无力之濡弱脉。

2. 气不帅血、气虚血瘀、气滞血瘀的辨证

气为血帅,气行血亦行,气滞血亦滞。故气虚或气滞者可引起气血不相顺接,出现气虚血瘀或气滞血瘀的病理。这些病理,常能引发眩晕、胸痹心痛、厥逆等疾病。《素问》曾言:"木郁之发,甚者耳鸣、眩转,目不识人,善暴僵仆。"又言:"上气不足,脑为之不满,耳为之苦鸣,头为之苦倾,目为之眩。""胸蒙招尤目冥耳聋、下实上虚,过在足少阳厥阴,甚则入肝。"说明眩晕昏仆,既可由肝风逆上(气实)发病,亦可由上气不足或气虚血不供脑而发。两者一虚一实,一方面可从症状群中寻找异点,另一方面可凭脉象加以区别。肝风眩晕者,脉多弦劲或实,眩晕不因坐卧改善,治宜柔肝和血。气虚眩晕,脉多濡弱或细,多有面色不华、神萎乏力、血压偏低等症,坐卧后眩多减轻,治宜益气升血。老年人的气虚眩晕证较为复杂,有兼肾亏者、有兼颈痹者、有夹痰浊者,脉多弦涩或濡弦。由心血瘀阻而发的胸痹心痛(西医学称为冠心病心绞痛或心肌梗死)、由脑血瘀阻而发的类中(西医学称为脑梗死),中医学仍须脉诊辨证,审因论治。根据病因病机,此类疾病有气滞血瘀、气虚血瘀、痰阻血瘀、寒凝血瘀四型。分辨气滞和气虚的方法是:前者形体较实,有急躁易怒、胸胁胀痛、舌体晦滞、发病急骤等症,脉多弦实而迟,治宜理气化瘀,血府逐瘀汤是其代表方。后者形体较虚,多有神疲乏力、心恍气怯、舌体暗淡等症,发病较缓,脉多虚弦或细涩,治宜益气化瘀,补阳还五汤是其代表方。

二、判断营血的虚实

1. 营血虚实的一般辨证

营血虚亏有两种含义,一为红色血液不足,简称血虚;一为与红色血液并处在脉管中的滋养物质不足,简称营阴或阴血虚。血实亦有两种含义,一为红色血液的过多过稠;一为与红色血液并处的滋养物质过多或代谢物的蓄积。营血的虚实盈亏,能直接影响内脏功能和心血管的运动,由此出现脉、症的改变。

《素问》曾言:"脉实血实,脉虚血虚,此其常也……"指出营血盈亏与脉

象的虚实有因果关系。《素问》又言:"肝藏血,血有余则怒,不足则恐……"说明血多血少与肝气的盛衰有密切关系。后人实践,营血虚实所致的病证比《素问》所指的复杂得多。《金匮要略·虚劳篇》言:"营血不足,寸口脉微而数;下血者寸口脉浮弱,按之欲绝……女子半产漏下,男子亡精失血,脉来芤或革。"

《脉经》曾言:"脉涩为血少,细小为气血虚。"这些记载,均有丰富的临床基础,富有诊断价值。

临床实践中发现,单纯血虚者(实验室检查红细胞、血红蛋白明显减少者)的脉象,具有细小单薄、按之软弱的特点;营阴虚亏的患者,具有细滑或数的特点;血不养肝、虚风上扰而致的头痛,脉多细弦;血不养心而心悸不寐者,脉多细数而弦;亡血患者,脉多芤滑或数。芤脉的形态,具有微浮、稍大、微滑、中重按即突然空豁(脉形消失)等四大特征(老年可带弦象)。因此,认为,此脉的浮大是大出血后阴血不涵阳气、虚阳外越的表现;它的滑象,是急性脱血,大量水饮进入脉道替代血液(水血症),血液流动滑利度增加所致。

中医学称芤脉如按葱慈,即是血由水代、脉道空虚而致。革脉亦是一种虚脉,见于老年精血虚损者,亦见于西医学所称白血病患者,此脉的特点与芤脉同中有异。革亦浮大,浮大的程度较芤尤为明显,且搏动有力,三部皆然;革亦中空,但按之坚韧而不突然消失。在脉形上,芤脉至60%(中重取)时突然没有脉形,革脉至60%~80%(中重或重取)时脉形变弱而不消失,两者可以鉴别。

关于血实证的病理和脉、症,《素问》亦有一定记载,"血实者脉实","血有余则怒",可见,血实者易产生肝气实与脉道实的病理。本证似为近人所称多血质的病证,其人体形较胖,面红赤或紫,常有易怒、头脑晕胀、高血脂、血压偏高等症,舌多暗红,苔多腻黄,脉多弦大略迟,按之有力。此种体质,容易引起血滞血瘀,出现胸痹心痛、头痛、类中、经脉痹痛等病证。

2.气不生血、血不载气,气血两亏的辨证

"气为血之母",气虚经久不愈,尤以脾气虚或肾气亦虚者,可以出现气不生血而致气血两亏的病证。"血为气之府",血亏或突然亡血者,可以出现血不载气,气随血脱的病证。临床所见,气不生血而导致的气血两亏证,一般先有脾虚或肾虚的见证,并见代表脾虚(关脉濡弱)或肾虚(尺脉虚细)的脉象;至气血两亏阶段,寸、关、尺三脉多变细小,血压亦多降低,临床见面色

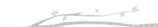

萎白、形寒肢冷、神倦乏力、头晕目花、舌色淡白、动后心慌气短等症。

血不载气的病证,多由突然失血或重症贫血引起,实验室检查,红细胞、血红蛋白、白细胞均明显降低,甲皱微循环明显减慢。大多见芤数脉或细小脉,并有面色苍白、心慌气短、耳鸣,起则头晕目花,甚至昏仆(虚脱)等症。虚脱发生时,见面色㿠白、四肢厥冷、气息低微、出冷汗、血压骤降、脉沉微欲绝等症,宜按急症治疗,必要时输血治疗。

第六节　脉诊与情志病辨证

中医学的情志病,为喜、怒、忧、思、悲、恐、惊七情过度而引起的病证,常见的有惊悸、不寐、头痛、眩晕、心痛、肝郁、痞满、胁痛、中风、百合病、瘿气、癫证、梅核气、痛泻、闭经、月经失调、崩漏、带下、吐衄等数十种。《素问》曾言:"百病之生于气也,怒则气上,喜则气缓,悲则气消,恐则气下……惊则气乱,思则气结。"指出了七情与气血紊乱的病理关系。后世医家,根据《素问》的学说和自己的实践,对情志病的脉诊辨证有较多发现。

汉代张仲景《金匮要略》对惊悸病和百合病(癔症)的脉诊辨证,就有十分恰当的描述,指出百合病尽管有意欲食复不能食、如寒无寒、如热无热、如有神灵等严重的自觉症状,但身形与脉象则无明显异常,从而定病名为百合病。又指出惊悸病者的脉象,有动数不定,按之软弱的特点,不同于痰火内扰、心血不足等惊悸证中的脉象,亦不同于伤寒后脉结代者的脉象。元代《丹溪心法》诊断气郁证,言有胸胁痛症状,脉象则大多沉涩,此说亦符合临床实际。明代《景岳全书·脉神章》指出:"脉有七情之伤……怒伤于肝者,其脉促而气上冲;惊伤于胆者,其气乱而脉动掣;过于喜者伤于心,故脉散而气缓;过于思者伤于脾,故脉短而气结;忧伤于肺分,脉必沉涩;恐伤于肾分,脉当沉而气怯;苦则脉促而人气消,因悲伤而心系掣……"景岳之说,进一步阐明了《素问》的脉学理论。

积名老中医多年脉诊、临证经验,对七情所致的病证,遵《素问》及《景岳全书》的诊法来脉诊辨证,提高了诊断水平,主要经验如下。

1. 惊恐的辨证

惊与恐是两种不同的情志反应,它们既可各自为患,又能相因为病。"惊则气乱",在受惊的情况下,出现气血逆乱,心神不安的病理,见情绪不定、怔忡不寐、面色发青等症,脉多紧而动数有力,兼见疏速不匀、跳突等症,此即景岳所谓"惊伤于胆,其气乱而脉动掣"的脉、症。惊证的治疗,宜用镇心安神,《局方》龙齿镇心丹是其代表方。"恐则气下",在恐惧的情况下,出现气机下沉,阳气受抑的病理,见面色苍白、神萎气怯、怵惕、肢体无力甚至抖索等症,脉多沉弱,此即景岳所谓"恐伤于肾,脉当沉而怯"的脉、症。

治疗本证,宜宁心益肾,《局方》平补镇心丹是其代表方。惊与恐相因为病者,上述两组症状可以互见,脉象则动数而弱,此即《金匮要略·惊悸篇》所谓"寸口脉动而弱,动则为惊,弱则为悸"之脉、症,治当镇养并施,方能中的,《证治准绳》琥珀养心丹是其代表方。大凡惊恐者的脉、症,动数是脉象的基本面,按之有力为实证,按之无力为夹虚,此不可不辨。

2. 肝郁、肝逆、肝火的辨证

肝为将军之官,主疏泄发陈,性喜条达。肝志不遂,易造成气机紊乱的病理表现,出现肝气郁结、肝气横逆、肝火上炎等病证。《素问》云"大怒则血苑于上",《景岳全书》云"怒伤肝则脉促而气上冲",《丹溪心法》云"气郁者脉多沉涩",都简明扼要地说明了肝志不遂的病理与临床表现。

在病理上,肝气郁结者易气郁血滞,故见胸脘痞闷、太息方舒、舌色暗滞等症,多见沉郁、沉涩、沉迟、沉弦等脉,逍遥散是其代表方。肝气横逆者气机上冲肺胃,故见胸胁胀痛、嗳声大作、恶心呕吐、腹中攻痛等症,多见浮大而弦脉,旋覆代赭石汤是其代表方。肝火上炎者急躁易怒,故见头脑胀痛、面红目赤、舌赤口苦等症,多见弦数脉。肝郁可向肝逆转化,此时证候相混,治疗宜疏还是宜柔? 辨脉是一重要依据,脉偏沉涩者宜疏;脉偏弦大者宜柔。肝郁亦可化火,化火时见舌赤口燥、面红目赤等症,脉变弦数,此时宜参用清肝之剂,代表方如丹栀逍遥散。

3. 思伤心脾与心气郁结的辨证

忧思过度,可以出现思伤心脾及心气郁结的病证。前证常有面色不华、神疲乏力、食少无味、心悸不寐等症,脉多虚细,归脾汤是其代表方;后证常有面色呆滞、神情黯淡、寡言少语等症,脉多沉缓或短涩,可伴结象。景岳所言之"思伤于脾者,脉短而气结",即为心气郁结者的脉、症,菖蒲郁金汤是其代表方。

心气郁结者与肝气郁结者的脉象有所不同,前者脉多沉涩,后者脉多沉弦,证候亦有明显区别。

4.悲哀伤肺的辨证

悲哀过度,损耗肺气,气阳不能鼓舞血液外达肌表,形成肺气消沉的病证。见面色萎白、神萎乏力、形寒肤冷、语声短怯等症,脉多沉缓而细。此即《素问》所谓"悲则气消"的脉、症。

5.痰火上扰的辨证

肝经有热,燔灼脾湿,酿痰生火,可以出现痰火为患的病证,或见头痛,或见怔忡不寐,或见精神狂躁,或见惊痫。此等疾病,临床多有急躁易怒、面热目赤、易咳多痰、舌赤苔黄、口干口苦等症,脉多浮大弦数,脉诊辨证,有助鉴别诊断,龙胆泻肝汤、礞石滚痰丸是其代表方。

以头痛为例,血虚头痛者脉多细弦;虚火头痛者脉多虚弦;肝风头痛者脉多弦劲;痰浊头痛者脉多弦迟;惟风阳或痰火上拢,方见浮大弦数脉。以怔忡不寐症为例,心血(阴)虚所致者脉多细滑而数;受惊而致者脉多动数而细;心肾不交而致者脉多细数;惟痰火不寐者方见本脉。以癫证为例,脉来沉迟或沉弦者治宜涤痰;见本脉者当清火化痰。总之对痰火病的证治,脉诊有着重要价值。

第六章
临床常见病的平脉辨证

帕金森综合征案

高某,男,55 岁。因帕金森综合征要求中医治疗,于 2016 年 10 月 10 日就诊。

被诊为帕金森综合征 3 年,服用西药维持治疗。头颤,身体抖动,行走不稳,言语清晰,思维正常,夜寐不安。

脉象　寸上一部缓,寸上二部弦,左寸滑弱,左关滑弱。

辨证　肝阴不足,肝火上扰,虚风内动,心气亏虚。

治则　滋阴养肝,平肝息风,益气养心。

处方　熟地 60 g,女贞子 15 g,白芍 30 g,醋龟甲 30 g,川楝子 10 g,泽泻 15 g,天麻 15 g,钩藤 30 g(后下),炙甘草 30 g,酸枣仁 30 g,葛根 30 g,百合 30 g。

水煎服,每日 1 剂,早晚饭后服。

保持情绪稳定。

讨论　左关弱,提示肝的阴血不足;左关滑,提示肝热。二者综合分析,为肝阴不足,肝火扰动;临床经验提示,此种情况与人的性格特征有关。内向型多为气滞,外向型多为肝火。左寸弱,提示心气不足,与体质有关,属思虑过度型;左寸滑,为肝火上扰所致,导致心火的出现。

综合脉象特征,辨证为肝阴虚,肝火上扰,虚风内动。方中左关滑弱,药用熟地、女贞子、白芍、醋龟甲养肝滋阴,川楝子泄肝气;左寸弱,用炙甘草补益心气;左寸滑,选百合清心安神,酸枣仁调和心肝,补心养肝安神;寸上二部弦,用葛根配合白芍以柔颈缓急;寸上一部缓,结合整体脉象分析,为虚风上扰,药用天麻、钩藤,平肝息风。

病如此,需要较长时间的服药治疗。

口苦案

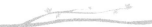

刘某,男,34 岁。口苦反复发作,颈部 1 元钱币大小皮炎反复发作,久治不愈,要求中药治疗,于 2016 年 10 月 11 日就诊。

脉象 右寸黏痰,右关弱痰,右尺痰,左关痰。

辨证 脾胃虚寒,痰浊内蕴。

治则 温中健脾,升清化痰。

处方 生白术 60 g,姜半夏 30 g,厚朴 15 g,薏苡仁 15 g,白芥子 15 g,干姜 15 g,旋覆花 20 g(布包),桔梗 15 g,苦杏仁 15 g,白前 20 g,葛根 30 g。

水煎服,每日 1 剂,早饭前 20 min、晚饭后服。忌生冷之品、甜食。

讨论 脉象显示,右寸肺中黏痰,右关脾胃虚寒、痰浊内蕴,右尺大肠痰浊,左关肝脉痰郁。痰浊的生成,与进食甜食(参照痰的形成)有关。

依脉辨证,脾胃虚寒,痰浊内蕴,治以温中健脾、升清化痰法,使脾胃健,痰浊清,则诸症消失。早饭前 20 min 口服,有助于清除肠胃痰浊,部分人服用,会有排气增多、肠鸣、排便次数增多或有腹泻、水样便出现,属正常的药物反应,当肠胃痰浊清除后,大便多恢复正常。

饭后服药无明确时间限制,且饭后服绝大部分患者不会出现明显的肠胃反应,但对右寸黏痰的清除效果明显。医案中涉及痰湿的服药方法,皆仿此。白术需用生白术,用量在 60～90 g,强健脾气,配合厚朴,助脾运化,助推肠胃痰湿的排出,达到通便的效果。右关痰,用姜半夏;左关痰,用白芥子;右寸黏痰,用桔梗、苦杏仁宣肺,白前清白痰,旋覆花化肺中白黏痰。诸药配伍,清除肺中白黏痰,效佳。方中薏苡仁入大肠祛湿,干姜温中,葛根升脾气。皮肤的外在表现,是体内痰浊所致,外治可暂时改善,必须内清方可治愈。口苦亦多见于脾胃虚寒，非只是肝火，非小柴胡证"但见一症便是"。

淋证案

谢某，女，31 岁。尿频尿急反复发作 10 余年，于 2016 年 10 月 10 日就诊。

10 年来反复出现尿频、尿急，曾在上海等各大医院检查，未见明显异常，食欲缺乏，眼睛干涩。

脉象　左关弱，左尺痰，右关弱，右尺痰。

辨证　肝脾两虚，膀胱痰浊。

治则　养肝健脾，化痰通淋。

处方　熟地 60 g，当归 15 g，枸杞子 15 g，海藻 30 g，昆布 30 g，威灵仙 30 g，乌药 20 g，泽泻 20 g，肉桂 10 g（后下），白术 60 g，干姜 15 g，薏苡仁 15 g，葛根 30 g。

水煎服，每日 1 剂，早晚饭前 20 min 口服。忌甜食、生冷之品。

讨论　左关弱，为肝血不足；右关弱，为脾虚；左尺脉位包含膀胱，左尺痰脉，提示膀胱痰浊，而尿频、尿急是由痰浊所致；右尺痰，为大肠痰浊内蕴。依脉辨证，肝脾两虚，膀胱痰浊（依据主诉）；亦可辨证为肝脾两虚，下焦痰浊，或膀胱、大肠痰浊。方中熟地、当归、枸杞子养肝血，白术健脾，海藻、昆布专除小腹（膀胱）痰浊，威灵仙善除膀胱宿脓恶水，乌药、泽泻、肉桂助膀胱气化并通过利尿助膀胱痰湿排出。

方中在治疗尿频、尿急的同时，依据脉象，对大肠的痰浊，也配伍了健脾通肠的白术、薏苡仁，体现了脉诊的整体观。中医讲的痰浊，有时与西医的慢性炎症相关。

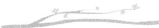

神疲乏力案

王某,女,66 岁。神疲乏力 3 个月,于 2016 年 10 月 24 日就诊。

神疲乏力,困倦,夜寐可,食欲一般,有慢性胃炎史。

脉象　左寸黏痰,左关黏痰,右寸滑痰,右关黏痰。

辨证　痰浊痹阻。

治则　化痰开胃。

处方　桔梗 15 g,前胡 15 g,瓜蒌 30 g,半夏 30 g,陈皮 15 g,川贝 10 g,白芥子 15 g。

水煎服,每日 1 剂,早晚饭后服。忌甜食。

讨论　脉象显示,左右寸关痰浊,导致困倦乏力。川贝入心经,善清心脉之痰。患者长期喜食甜食,甜生痰,痰浊内蕴,积久而发,排痰祛邪,自可恢复。进食甜食,所生之痰,可达身体各部,但每个人的发病,并不完全相同。

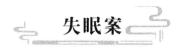

失眠案

李某,女,46 岁。夜难入寐 3 个月,于 2016 年 9 月 25 日就诊。

3 个月来出现夜难入寐,睡眠轻浅,胸闷,气短,时有心慌,眼睛干涩,食欲缺乏。

脉象　左寸弦弱,左关弦弱,左尺弦,右关弦弱。

辨证　心脾两虚,肝血不足,肝郁气滞,脾胃虚寒。

治则　益气养心,养血疏肝,温中开胃。

处方　炙甘草 30 g,枳壳 15 g,熟地 60 g,当归 15 g,枸杞子 15 g,白蒺藜 15 g,泽泻 15 g,酸枣仁 30 g,夜交藤 90 g,干姜 15 g,陈皮 15 g。水煎服,每日 1 剂,晚睡前 1 h 口服,中午饭后服。

忌生冷之品。

讨论　左寸弱,右关弱,为思虑过度,心脾两虚,心气不足,则睡眠轻浅、难入睡;左关弱,为肝血不足,肝失柔养,极易肝气不舒,导致情绪失调,进一步影响睡眠。治疗宜补益气血,安神。连续用药 20 d,入睡快,但睡眠轻浅,眼睛干涩好转。守方治疗,服用 40 剂,症状消失。夜交藤用量至 90 g,有入睡快的作用,低于 90 g 则见效较慢。此类失眠,在临床是最常见的多发病,由于性格不同,肝火旺者,多加清肝泻火药,内向无火者,服用此方,依失眠时间、轻重不同,多在 2~6 周可治愈。

口角流涎案

饶某,男,73 岁。口角流涎、口疮反复发作多年,于 2016 年 10 月 24 日就诊。

口角流涎、口疮多年,反复发作,大便不畅,小便尿不净,食欲一般。

脉象　右关弱黏痰,右尺黏痰,左关弱,左尺黏痰。

辨证　脾胃虚寒,痰浊内蕴,肝血不足。

治则　温中健脾,化痰除湿,养血。

处方　白术 60 g,半夏 30 g,干姜 15 g,厚朴 15 g,薏苡仁 15 g,熟地30 g,当归 15 g,枸杞子 15 g,海藻 30 g,昆布 30 g,威灵仙 30 g,乌药 20 g,泽泻 20 g,白芷 15 g,葛根 30 g。

5 剂,水煎服,每日 1 剂,早晚饭前 20 min 口服。忌生冷之品、甜食。

讨论　从脉象分析可知,右关弱黏痰,为脾胃虚寒,进食甜食,痰浊内生;左右尺脉黏痰,为进食甜食所生之痰,下注导致二便不畅。口角流涎除外脑血管疾病,多与脾胃虚寒有关,温中即可;去除痰湿,肠胃、小便症状即可消失。口疮亦是肠胃痰浊所致,肠胃清,则口疮愈。

尿失禁案

聂某,女,42 岁。因咳嗽时出现漏尿,小便失禁,于 2016 年 10 月 30 日就诊。

经常出现咳嗽、喷嚏、剧烈运动时漏尿,小便失禁,白带少,月经量少,延期,食欲一般,大便不畅,困倦乏力,夜难入寐。

脉象　左寸弱,左关弱弦痰,左尺痰,右寸滑痰,右关弦痰,右尺痰。

辨证　心脾两虚,肝血不足,脾胃虚寒,痰浊内蕴。

治则　温中健脾,养血调经,祛痰止遗。

处方　白术 60 g,半夏 30 g,干姜 15 g,厚朴 15 g,薏苡仁 15 g,瓜蒌 30 g,白芥子 15 g,熟地 30 g,当归 15 g,枸杞子 15 g,海藻 30 g,昆布 30 g,威灵仙 30 g,乌药 20 g,泽泻 20 g,益智仁 15 g,鸡内金 15 g。

水煎服,每日 1 剂,早饭前 20 min、晚饭后服。

忌生冷之品、甜食。

讨论　甜食,为众人所爱,但绝大多数的人进食甜食,都会在体内产生痰浊,而导致各种疾病的发生。本案咳嗽时出现的漏尿、小便失禁,西医多认为与产后盆底肌肉松弛有关,中医则认为与机体失调有关,脾胃虚寒,痰浊内蕴,致膀胱气化不利。

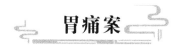

胃痛案

巫某,女,56 岁。胃痛间断发作以夜间为甚 4 年,于 2016 年 10 月 30 日就诊。

4 年前因鼻咽癌行放化疗,后出现口干,自服蜜糖缓解。治疗结束后出现胃痛、胀痛,间断发作,以夜间为甚,既往胃镜检查示非萎缩性胃炎,服用中西药物无效。食欲缺乏,大便黏滞不畅,眼睛干涩刺痛,夜尿频。

脉象　右寸滑痰,右关弦痰,右尺痰,左寸弱,左关弦弱,左尺弦湿。

辨证　心脾两虚,肝血不足,肝郁气滞,痰浊内蕴,寒客小腹。

治则　健脾化痰,养血疏肝,散寒助膀胱气化。

处方　白术 60 g,半夏 30 g,厚朴 15 g,薏苡仁 15 g,葛根 30 g,瓜蒌 30 g,佛手 15 g,熟地 30 g,当归 15 g,枸杞子 15 g,白蒺藜 15 g,乌药 20 g,泽泻 20 g,路路通 20 g,肉桂 15 g(后下)。

7 剂,水煎服,每日 1 剂,早饭前 20 min、晚饭后口服。忌生冷之品、甜食。

二诊　2016 年 11 月 6 日。自述服药后胃痛减轻,大便通畅,夜尿频次减少,脉象显示痰浊减少未清,小腹寒邪已清。

调方:白术 60 g,半夏 30 g,厚朴 15 g,薏苡仁 15 g,葛根 30 g,佛手 15 g,木香 15 g,炒麦芽 15 g,路路通 20 g,熟地 30 g,当归 15 g,白芍 15 g,乌药 20 g,泽泻 20 g,路路通 20 g,青皮 15 g。

7 剂,水煎服,每日 1 剂,早饭前 20 min、晚饭后口服。

三诊　2016 年 11 月 13 日。脉象左关弦弱,左尺弦涩,右关弦涩,右尺缓。

自述仍有夜间腹痛,间隔 2 h 发作 1 次,可自行缓解,食欲好,大便畅。肠胃痰浊已清,肠胃气滞,血脉郁滞,肝气不舒,治以疏肝健脾、行气活血。

处方　当归 15 g,白芍 15 g,茯苓 15 g,白术 15 g,青皮 15 g,陈皮 15 g,木香 15 g,五灵脂 15 g(布包),佛手 15 g。

7 剂,每日 1 剂,早饭前 20 min、晚饭后口服。

讨论　此案亦为痰浊内蕴,脾胃失和,清阳不升,浊阴不降,导致胃痛。尿频因寒客小腹,膀胱气化不利所致。病程 4 年,极度困惑,实与进食蜜糖等甜食密切相关,致病因素不除,虽服药病亦难愈。

头晕伴恶心案

吴某,女,38 岁。因头晕伴恶心 3 d,于 2016 年 10 月 31 日就诊。3 d 前出现头晕、恶心、欲呕,低头时明显,既往体检颈椎椎间盘突出,畏寒肢冷,气短乏力。

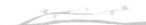

脉象　左寸上一部滑,左寸上二部弦缓,左寸弱,左关弱,右寸上一部弦缓,右寸上二部弦,右寸弱浮紧,右关弱,右尺湿。

辨证　颈筋失和,风热上扰,寒客肩背,脾胃虚寒。

治则　散寒柔颈,祛风散热,温中益气。

处方　葛根 30 g,羌活 15 g,蔓荆子 20 g,川芎 15 g,荆芥 15 g,天麻 15 g,炙甘草 30 g,黄芪 30 g,白术 15 g,干姜 15 g,陈皮 15 g,薏苡仁 15 g。

6 剂,水煎服,每日 1 剂,早晚饭后服。

忌生冷之品,勿使颈部疲劳,适当运动,配合按摩治疗。

讨论　颈部疲劳导致供血不足出现头晕、头痛、恶心、呕吐、记忆力下降、耳鸣,临床常见,最小 2 岁,各年龄段均有发生,与工作、习惯有密切关系,服用中药、按摩、适当运动,均可使症状缓解,如果不注意,极易反复出现,部分人会突然出现眼睛发黑、晕倒的现象,亦有走路不自觉偏向一侧的发生。脉象表现在寸上一部(头)、寸上二部(颈项)。

便秘案

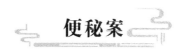

连某,女,57 岁。因便秘多年,于 2016 年 11 月 2 日就诊。

便秘多年,大便黏滞不畅,2～3 d 1 次,服用蜂蜜、红薯、南瓜、水果等仍如此。

脉象　右寸滑痰,右关弱弦痰,右尺痰。

辨证　脾胃虚寒,痰湿内蕴。

治则　温中健脾,化痰通便。

处方　白术 60 g,半夏 30 g,厚朴 15 g,薏苡仁 15 g,大腹皮 30 g,木香 15 g,瓜蒌 30 g,葛根 30 g。

7 剂,水煎服,每日 1 剂,早晚饭前 20 min 口服。忌生冷之品、甜食。

讨论　便秘是常见病、多发病。由于体质因素或气候因素,进食甜食导致痰浊内生,黏滞肠胃,出现排便不畅,黏滞不爽,或便秘,或腹泻。所以便秘可由饮食所致,部分人在北方进食甜食无便秘,在南方则会出现,一些人无论在何地,进食甜食都会便秘。甜食是导致便秘最主要的因素之一。

头痛案

邓某,男,56 岁。头痛间断发作 2 年余,于 2016 年 11 月 13 日就诊。头痛间断发作,左侧为甚,遇风寒加重,时有头晕,无恶心呕吐。

脉象　左寸上一部弦紧涩,左寸上二部弦,右寸上一部弦,右寸上二部弦。

辨证　寒凝脑脉,血脉郁滞。

治则　散寒活血通脉。

处方　葛根 30 g,羌活 15 g,川芎 30 g,荆芥 15 g,桃仁 10 g,红花 10 g,全蝎 6 g,天麻 15 g,陈皮 15 g。

7 剂,水煎服每日 1 剂,早晚饭后服。头部避风寒。

讨论　寸上一部脉象,为头部的脉位。左寸上一部弦紧涩为寒凝脑脉,血脉瘀滞,提示左侧头痛甚;右寸上一部弦,提示右侧头部受寒轻,疼痛较左侧亦轻。寒凝脑脉引起的头痛、鼻塞、耳鸣属常见病,尤其是夏季,避免空调、冷气吹到头部很重要。

口腔干燥案

朱某,女,60 岁。因口腔干燥,饮不解渴半年余,于 2017 年 10 月 5 日就诊。

半年前出现口腔干燥,饮不解渴,西医全面检查未见异常,多寐,困倦乏力,大便黏滞不畅,说话即需饮水,痛苦异常。

脉象　左寸脉滑黏痰,左关弦弱,左尺弦湿,右寸滑黏痰,右关痰,右尺痰。

辨证　痰浊内蕴,肝郁化火,火邪上扰。

治则　清化上焦痰热,健脾化痰。

处方　天竺黄30 g,瓜蒌30 g,浮海石30 g,海蛤壳30 g,白术60 g,法半夏30 g,厚朴15 g,薏苡仁15 g,陈皮15 g。

水煎服,每日1剂,早饭前20 min、晚饭后服。忌甜食。

守方调治4个月余,体内黏痰脉象显著改善,口干好转,多寐、乏力显著减轻,仍时有口干,但饮水可缓解。

脉象　左寸滑稍痰,左关弦弱,右寸滑痰,右关滑弱,右尺痰。

调方:天竺黄15 g,瓜蒌30 g,天花粉15 g,陈皮15 g,葛根30 g,薏苡仁15 g,白术60 g,厚朴15 g,白芍30 g,女贞子15 g。

水煎服,每日1剂,早饭前20 min、晚饭后服。

讨论　患者服药7个月余,体内痰浊消失,口干消失。口腔干燥,由体内痰浊痹阻、津液不升所致,痰浊祛,则津升,诸症消失。脉象所示为痰浊痰热,口干非阴虚所致。

雷诺病案

张某,女,60岁。因手指颜色发白、色暗逐渐加重半年,于2017年12月15日就诊。

半年来出现双手指颜色遇寒变白,且逐渐向掌指关节发展,时有麻木、隐痛感,得温减轻。

脉象　左寸弱,左关弱,右寸弱,右关弱,右尺痰,尺下痰。

辨证　气血亏虚,血脉不畅,下焦痰浊阻络。

治则　益气养血,化痰通络。

处方　黄芪60 g,党参30 g,炙甘草15 g,桂枝10 g,鸡血藤30 g,薏苡仁30 g,路路通20 g,独活20 g,威灵仙30 g,当归15 g,枸杞子15 g。

水煎服,每日1剂,早饭前20 min、晚饭后服。

服药30剂,症状改善不明显,脉象无变化,守法调方:黄芪90 g,党参30 g,炙甘草15 g,桂枝10 g,当归15 g,枸杞子15 g,薏苡仁15 g,独活20 g,威灵仙30 g,路路通20 g。

水煎服,每日1剂,早饭前20 min、晚饭后服。

服药 10 剂,右寸、右关脉弱好转,手指颜色有红润感,仍觉手指遇寒色白,但较前改善,守方再进。后觉服药有口干、偶有心烦,脉见滑象,与桂枝助心阳、通血脉有关。方中再加知母 10 g,热象改善,守方治疗。

讨论　黄芪由 60 g 加到 90 g,补气之力明显,效果显现。

漏证案

胡某,女,40 岁。因月经淋漓不净 20 余天,于 2016 年 10 月 19 日就诊。

此次月经淋漓不净 20 余天,西医 B 超检查未见异常,欲刮宫治疗,患者拒绝,要求中药治疗。

脉象　左关弱弦滑,左尺滑弦涩,右关痰。

辨证　肝血不足,肝郁化火,火邪下扰,气滞血瘀,痰湿困脾。

治则　凉血疏肝,活血止血,化痰健脾。

处方　熟地 60 g,女贞子 15 g,阿胶 15 g(烊化),茜草 15 g,乌贼骨 30 g,黄柏 10 g,血余炭 30 g,法半夏 15 g,陈皮 15 g。

7 剂,水煎服,每日 1 剂,早晚饭后服。调情志。

讨论　功能失调性子宫出血比较常见,中医脉诊多为血虚肝郁,气血不调,情绪波动即会出血,血虚、血热均可出现,治疗以养血止血为主,偏热者处方同上,无热者以阿胶、艾叶为主,均可获效。

月经不调、白带多案

姜某,女,36 岁。因月经不调,白带多,于 2016 年 10 月 31 日就诊。月经量少,白带多,月经延期,淋漓不净,食欲缺乏,大便不畅,时有乏力。

脉象　左关弱,左尺痰弦,右关弱,右尺痰。

辨证　肝脾两虚,下焦痰浊痹阻。

治则　养血健脾,祛痰。

处方 熟地 60 g,当归 15 g,枸杞子 15 g,海藻 30 g,昆布 30 g,乌药 20 g,泽泻 20 g,路路通 20 g,白术 60 g,干姜 15 g,厚朴 15 g,薏苡仁 30 g,葛根 30 g。

7 剂,水煎服,每日 1 剂,早晚饭前 20 min 口服。忌生冷之品、甜食。

讨论 小腹痰浊痹阻,多以无白带或白带少为主要表现,亦有少部分人出现白带多、淋漓不净,脉象同,用药同,痰浊消除,白带就会恢复正常。

产后乳少案

郭某,女,26 岁。产后乳少,于 2016 年 11 月 1 日就诊。

半月前行剖宫产,产后乳少、约 60 mL,3 d 前因家事情绪波动,产乳约 10 mL,食欲可,大便时有不畅。

脉象 左关弦,右关弦痰,右尺痰。

辨证 肝郁气滞,肝气犯胃,肠胃痰湿。

治则 疏肝行气,开胃通乳。

处方 白芍 30 g,青皮 15 g,橘核 15 g,王不留行 15 g,路路通 20 g,通草 10 g,白术 60 g,半夏 15 g,陈皮 15 g,厚朴 15 g,薏苡仁 15 g,干姜 15 g,葛根 30 g。

5 剂,水煎服,每日 1 剂,早饭前、晚饭后服。忌生冷之品、甜食,调情志。

讨论 肝气郁滞,乳脉不畅,疏肝气,通乳脉,散结气,健脾开胃,升清降浊,气血通畅,乳自下。

妊娠呕吐案

汤某,女,37 岁。孕 2 个月恶心呕吐,于 2016 年 12 月 6 日就诊。孕 2 个月出现恶心呕吐,阴道少量出血,食欲缺乏,畏寒肢冷,伴头晕,住院治疗,效不显,要求中药治疗。

脉象　左寸上一部弦,左寸上二部弦,左寸弱,左关弱,左尺黏痰,右寸上一部弦,右寸痰,右关弦痰弱,右尺痰。

辨证　肝血不足,脾胃虚寒,痰浊内蕴,颈筋失和,寒客脑脉。

治则　养血止血,温中健脾。

处方　阿胶15 g(烊化),白芍15 g,艾叶15 g,白术15 g,干姜15 g,陈皮15 g,砂仁10 g(后下)。

7剂,水煎服,每日1剂,早晚饭后服。

忌生冷之品、甜食,勿使颈部疲劳,少用眼。

讨论　此例恶心呕吐,伴有头晕,实则与妊娠无关,是由于低头看手机导致供血不足所致。西医按妊娠呕吐治疗无效转中医治疗,嘱其颈部按摩。

不孕案

董某,女,33岁。因不孕多年,于2016年10月20日就诊。

婚后多年不孕,夫妻双方西医各项检查未见异常。眼睛干涩,月经不调,情绪易怒。

脉象　左关弱弦,左尺弦涩,右关弦涩。

辨证　肝血不足,肝郁气滞,血脉郁滞。

治则　养血活血,疏肝行气。

处方　熟地60 g,当归15 g,枸杞子15 g,白蒺藜15 g,乌药20 g,泽泻15 g,合欢皮30 g,青皮15 g,陈皮15 g,木香15 g,五灵脂15 g(布包)。

7剂,水煎服,每日1剂,早晚饭后服。调情志。

讨论　此例不孕由情志所致,越想怀孕,越难怀孕,过度紧张、焦虑,致情志不舒。情志不舒,直接影响到排卵。不想怀孕,就很容易怀孕,心情放松非常重要。同时血虚之人,极易导致情绪波动和月经量少,养血即疏肝。后随访,1个月后怀孕。

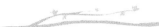

儿童哮喘案

郑某,女,8岁。因哮喘反复发作,于2015年6月5日就诊。

患儿4岁开始被诊断为哮喘,虽经中西医治疗,仍反复发作。哮喘,胸闷,气短,痰难咳出,纳差,乏力。

脉象 右内上弦痰,右寸黏痰,右关痰,右尺痰,左寸弦弱痰。

辨证 心脾两虚,黏痰阻肺,寒客咽喉。

治则 益气养心,温中健脾,清化黏痰。

处方 桔梗15 g,苦杏仁15 g,白前20 g,法半夏15 g,陈皮15 g,干姜15 g,化橘红15 g,旋覆花20 g(布包),荆芥15 g,炙甘草15 g,枳壳10 g,川贝5 g,白芥子10 g。

水煎服,每日1剂,早晚饭后服。忌甜食、面食,头部避风寒。

服药3个月后,偶有咳喘,自服孟鲁司特钠(顺尔宁)可以缓解,未再住院治疗。处方服用12个月,有痰咳出,食欲好转。哮喘未再发作。

由于饮食不注意,体内痰浊时有反复,间断服药治疗,哮喘未再发作。

讨论 接诊的哮喘患者,尤其是儿童,都有肺中黏痰阻塞的脉象,外感引发,痰黏难咳,导致哮喘,痰清则哮喘可愈,所以甜食与哮喘密切相关。从小吃奶粉,喜食甜食,黏痰积肺,有可能会导致哮喘。

过敏性紫癜案

杨某,6岁。在北京诊为过敏性紫癜,服用中西药物无效,于2012年12月30日就诊。

食欲缺乏,大便数日1次,皮肤散在出血点。服用中西药物无效。

脉象 左寸痰,左关痰,左尺痰,右寸痰,右关痰,右尺痰。

辨证 脾虚痰浊内蕴。

治则 温中健脾,化痰。

处方 白术 15 g,清半夏 15 g,桔梗 10 g,苦杏仁 10 g,白前 15 g,干姜 10 g,厚朴 10 g,薏苡仁 10 g,白芥子 10 g,川贝 10 g,海藻 15 g,昆布 15 g,泽泻 10 g,路路通 10 g。

水煎服,每日 1 剂。

嘱忌甜食、生冷之品。服药 4 周后,紫癜消失。

讨论 脾胃虚寒,痰浊内蕴,发为紫癜,多甜食过敏,去除痰浊,消除过敏原,病愈。

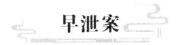

早泄案

郝某,男,35 岁。因早泄、性欲低下,于 2016 年 10 月 20 日就诊。早泄,性欲低下,时有阳痿,困倦乏力,小便不畅,眼睛干涩,胃胀,腹胀,腰酸痛。

脉象 左关弦弱,左尺弦痰,右关弦,右尺弦痰。

辨证 肝血不足,肝郁气滞,痰浊痹阻。

治则 养血疏肝,化痰通络。

处方 熟地 60 g,当归 15 g,白芍 15 g,白蒺藜 15 g,蜈蚣 2 条,海藻 30 g,昆布 30 g,威灵仙 30 g,乌药 20 g,泽泻 20 g,白术 60 g,干姜 15 g,薏苡仁 15 g,淫羊藿 30 g,杜仲 30 g。

7 剂,水煎服,每日 1 剂,早晚饭前 20 min 口服。忌生冷之品、甜食。

二诊 2016 年 11 月 2 日。脉象左关弦弱,左尺弦痰,右关弱,右尺少痰。小腹痰浊明显减少,自述性生活明显好转。守方再进 10 剂,余同前。

讨论 性功能低下,包括性欲低下、早泄、阳痿,多与情志密切相关。肝脉绕宗筋,肾虚极少。另外,与痰浊痹阻有关,部分人去除痰浊,性功能恢复,但情志所致,恢复则因人而异。蜈蚣的疏肝兴阳之力,确有明显功效。

遗精案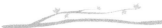

张某,男,25 岁。因遗精,于 2016 年 10 月 23 日就诊。

因遗精频繁,服用中药无效来诊。遗精,小便不畅,眼睛干涩,小腹胀满。

脉象　左关弦弱,左尺痰弦,右关弦。

辨证　肝血不足,肝气不舒,痰浊内蕴。

治则　养血疏肝,去痰止遗。

处方　熟地 60 g,当归 15 g,枸杞子 15 g,白蒺藜 15 g,海藻 30 g,昆布 30 g,乌药 20 g,威灵仙 30 g,泽泻 20 g,陈皮 15 g。

7 剂,水煎服,每日 1 剂,早晚饭后服。忌甜食。

二诊　2016 年 10 月 30 日。自述服药后未再出现遗精。脉象显示小腹痰浊明显减轻,守法再进 7 剂,余同前。

讨论　既往中医治疗多以补肾固精止遗法,无效,脉象显示为痰浊痹阻,痰浊有时与西医所讲慢性炎症相关,痰浊去除,病愈。

阴囊皮炎案

李某,男,34 岁。因阴囊皮炎 20 余年,于 2016 年 12 月 7 日就诊。20 年前在湖南出现阴囊瘙痒,未予诊治,近几年西医外治,症状反复发作,阴囊皮肤增厚、色淡红,可触及小的颗粒状物,二便正常,眼睛干涩。

脉象　左关弱,左尺滑痰,右寸稍滑痰。

辨证　肝血不足,下焦痰火,肺中痰热。

治则　养血清化痰热。

处方　熟地 60 g,当归 15 g,枸杞子 15 g,海藻 30 g,昆布 30 g,泽泻 20 g,黄柏 10 g,土茯苓 30 g,地肤子 30 g,瓜蒌 30 g,陈皮 15 g。

7 剂,水煎服,每日 1 剂,早晚饭后服。忌甜食。

讨论　皮肤病多为人体内失调的外在表现,西医治疗注重于外在的治疗,而体内的痰毒不清,外发所以久治不愈。

臀部疮疖案

刘某,男,34 岁。因臀部疮疖 3 周,于 2016 年 11 月 1 日就诊。

3 周前出现右臀部疮疖,肿痛,流脓,服用清热解毒中药及外用药,具体用药不详,无好转,右臀部可见大小约 2 cm×3 cm 疮疖,色暗红,有脓,疼痛,无发热,大便不畅,食欲一般。

脉象　右关痰弱,右尺痰弱。

辨证　脾胃虚寒,痰浊内蕴。

治则　温中健脾,化痰通便。

处方　白术 60 g,半夏 30 g,干姜 15 g,厚朴 15 g,薏苡仁 15 g,白芥子 15 g,白芷 15 g,皂角刺 15 g,黄芪 30 g。

5 剂,水煎服,每日 1 剂,早晚饭前 20 min 口服。忌生冷之品、甜食。

讨论　患者服用 5 剂后,自述疮肿明显缩小,大便通畅,食欲好转,再进 5 剂,症状消失。疮疖有因热者,有因寒者,有因痰浊者,临证当细辨之,不可见疮疖就清热解毒。

口疮案

栗某,男,40 岁。口腔溃疡反复发作 2 年余,于 2016 年 10 月 17 日就诊。

2 年来,口腔溃疡反复发作,服用中西药物效果不明显,食欲一般,大便黏腻不畅,乏力。

脉象　右寸痰,右关弱痰,右尺痰。

辨证　脾虚痰浊内蕴。

治则　健脾化痰。

处方　桔梗 15 g,杏仁 15 g,白前 20 g,白术 60 g,法半夏 30 g,厚朴 15 g,薏苡仁 15 g,干姜 15 g,白芷 15 g,葛根 30 g。

7 剂,水煎服,每日 1 剂,早饭前 20 min、晚饭后服。忌生冷之品、甜食。

讨论　由于脾虚或体质原因,进食甜食,导致痰浊内生,不能排出体外,出现口疮,非上火所致。

湿疹案

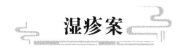

黎某,女,21 岁。皮肤瘙痒,下肢湿疹 4 个月,于 2016 年 10 月 20 日就诊。

4 个月前出现皮肤瘙痒,下肢痒疹,以夜间明显,中西医治疗无效,来诊。乏力,大便不畅,月经量少,白带少。4 个月前食用过多甜食、饮料。

脉象　右寸痰稍滑,右关黏痰,右尺黏痰,尺下黏痰,左寸黏痰,左关弱,左尺痰。

辨证　脾虚痰浊内蕴,肝血不足。

治则　健脾祛痰,养血。

处方　桔梗 15 g,杏仁 15 g,白前 20 g,瓜蒌 30 g,白术 60 g,法半夏 30 g,厚朴 15 g,薏苡仁 30 g,远志 10 g,熟地 60 g,当归 15 g,枸杞子 15 g,海藻 30 g,昆布 30 g,乌药 20 g,泽泻 20 g,路路通 20 g,独活 20 g。

7 剂,水煎服,每日 1 剂,早饭前 20 min、晚饭后服。忌甜食,避免用眼过度。

讨论　湿疹与进食甜食密切相关,必须严格忌口,体内痰浊消失,则病愈。

脂溢性脱发案

蓝某,女,31 岁。因脂溢性脱发 2 年余,于 2016 年 8 月 10 日就诊。2 年来出现脱发,头部毛发稀疏,油性大,眼睛干涩,皮肤瘙痒,时有皮疹,食欲缺乏,大便不畅。

脉象　左关弱,左尺湿,右关弱痰,右尺痰。

辨证　肝血亏虚,脾胃虚寒,痰湿内蕴。

治则　养血生发,温中健脾,化痰除湿。

处方　熟地 60 g,当归 15 g,枸杞子 15 g,白蒺藜 15 g,泽泻 20 g,路路通 20 g,白术 60 g,法半夏 30 g,薏苡仁 15 g,厚朴 15 g,干姜 15 g,葛根 30 g。

7 剂,水煎服,每日 1 剂,早饭前 20 min、晚饭后口服。忌生冷之品、甜食,避免用眼过度。

讨论　脱发与血虚有关,头发油腻、皮肤痒疹与体内痰湿有关,所以治以养血健脾、化痰除湿。

双足肿胀疼痛案

訾某,男,24 岁。因双足肿胀疼痛,行走不利 2 d,于 2016 年 7 月 12 日就诊。

2 d 前出现双足肿胀疼痛,行走不利,查尿酸正常。夏季睡觉,电扇直吹双脚。

脉象　左右尺下二部弦紧涩湿。

辨证　寒凝血脉,湿邪内蕴。

治则　温经散寒,除湿通络。

处方　透骨草 30 g,桂枝 30 g,红花 15 g,独活 20 g,路路通 20 g,防风 15 g。

3剂,水煎泡脚,每次20 min,日2次。足底避风寒。

讨论　寒凝血脉,温经通脉即可。夏季时,避免空调、电扇对身体直吹,否则极易发病。

双手示指关节肿痛案

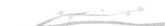

路某,女,49岁。双手示指关节肿痛2个月,于2016年10月17日就诊。

2个月来出现双手示指关节肿痛,西医检查未见异常,自述到北方出差未治疗,症状消失,回到深圳又发作。

脉象　右寸滑痰,右关滑痰,右尺滑痰,左尺痰。

辨证　痰热痹阻。

治则　清化痰热。

处方　瓜蒌30 g,海蛤壳30 g,浙贝15 g,厚朴15 g,薏苡仁30 g,白术60 g,海藻30 g,昆布30 g,乌药20 g,泽泻20 g,葛根30 g。

7剂,水煎服,每日1剂,早饭前20 min、晚饭后服。忌辛辣之品、甜食。

复诊　服药后腹泻3 d,手指关节肿痛显著改善,身体有轻松感,脉象示体内痰浊减半,守方再进7剂。

讨论　手指关节肿痛多见,与风湿、类风湿无关,脉象显示多为痰浊阻络,尤以寒痰阻络多见。但病因是痰浊,与进食甜食有关。

结膜水肿、虹膜炎案

任某,女,39岁。因结膜水肿、虹膜炎3个月余,于2017年12月15日就诊。

3个月前因结膜水肿在某医院诊断为虹膜炎,结膜水肿待查? 予西药激素治疗,症状缓解,但停药即复发,要求中药治疗。自觉乏力,困倦,眼睛干涩,大便不畅,食欲缺乏,咽干有痰,月经量少。

脉象　左关弦弱,右寸白黏痰,右关弱痰,右尺痰。

辨证　肝血亏虚,脾胃虚寒,痰浊内蕴。

治则　养血明目,温中健脾,化痰通便。

处方　熟地 60 g,当归 15 g,白芍 15 g,枸杞子 15 g,白蒺藜 15 g,泽泻 20 g,乌药 20 g,旋覆花 20 g(布包),桔梗 15 g,苦杏仁 15 g,白前 20 g,白术 90 g,法半夏 15 g,厚朴 15 g,薏苡仁 15 g,白芥子 15 g,干姜 15 g。

水煎服,每日 1 剂,早饭前 20 min、晚饭后服。忌生冷之品、甜食。

守方服药 2 个月。

二诊　2018 年 3 月 1 日复诊已自行停用激素药物,结膜水肿轻微,食欲好转,大便较前通畅,仍有眼睛干涩。

脉象　左关脉弱,右寸滑腻,右关缓稍痰,右尺脉痰,较前显著减少。

处方　熟地 60 g,当归 15 g,白芍 15 g,枸杞子 15 g,白蒺藜 15 g,乌药 20 g,泽泻 20 g,瓜蒌 30 g,海蛤壳 30 g,白术 60 g,清半夏 15 g,厚朴 15 g,薏苡仁 15 g,葛根 30 g。

15 剂,水煎服,每日 1 剂,早饭前 20 min、晚饭后服。忌甜食。

讨论　患者服药 8 个月,体内痰浊消失,症状未再出现,身体各部恢复正常。痰浊致病,百病皆生于痰,此言不虚。

葡萄膜炎案

岳某,男,35 岁。因葡萄膜炎 2 年,于 2016 年 8 月 16 日就诊。

2 年前西医诊断为葡萄膜炎,治疗后病情稳定,但停药后症状即作,要求中药治疗。眼睛干涩,乏力,食欲缺乏,大便不畅。

脉象　左关滑弱,右寸痰,右关弦痰弱,右尺痰。

辨证　肝阴不足,脾胃虚寒,痰浊内蕴。

治则　养肝明目,温中健脾,化痰除湿。

处方　熟地 60 g,女贞子 15 g,醋龟甲 30 g,白蒺藜 15 g,泽泻 15 g,白术 60 g,半夏 15 g,厚朴 15 g,薏苡仁 15 g,干姜 15 g,葛根 30 g。

7 剂,水煎服,每日 1 剂,早饭前、晚饭后服。忌生冷之品、甜食。

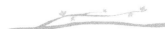

讨论　葡萄膜炎是人体外在表现,脉象显示导致疾病的病因病机,依脉处方,调整体内阴阳平衡而愈。

左下肢畏寒案

夏某,男,65 岁。左下肢畏寒反复发作 3 个月,于 2016 年 12 月 11 日就诊。

左下肢畏寒,无浮肿,彩超示左下肢动脉硬化伴小斑块形成,无浮肿,无肢体疼痛。血脂高,服用西药治疗,下肢畏寒无改善,要求中药治疗。

脉象　左关弱,左尺痰,左尺下痰。

辨证　肝血不足,痰浊阻络。

治则　养肝血,化痰浊,通经络。

处方　熟地 60 g,当归 15 g,枸杞子 15 g,海藻 30 g,昆布 30 g,威灵仙 30 g,乌药 20 g,泽泻 20 g,独活 20 g,白芥子 15 g,皂角刺 15 g,路路通 20 g,陈皮 15 g。

7 剂,水煎服,每日 1 剂,早晚饭后服。忌甜食。

讨论　从脉象分析,为痰浊阻络、经气不畅所致,非寒凝。

右足踝、小腿疼痛、浮肿案

沈某,女,48 岁。右小腿、足踝疼痛、浮肿 1 个月,于 2016 年 10 月 15 日就诊。

自述 1 个月前在广州顺德某医院行下肢静脉曲张、静脉血栓术,术后出现右小腿、足踝疼痛、浮肿,住院期间腰椎 CT 示腰椎间盘膨出(腰 3 ~ 4、腰 4 ~ 5、腰 5 ~ 骶 1),患者无腰部不适,于其他医院就诊,局部敷药、针刺、内服中药无效。

脉象　右关弱痰,右尺痰浮弦,右尺下痰,左关弱痰,左尺痰,左尺下痰。

辨证　寒客腰府,肝脾两虚,痰湿阻络。

治则　散寒壮腰,养肝健脾,化痰除湿,通络。

处方　独活 20 g,桑寄生 30 g,杜仲 30 g,威灵仙 30 g,白芥子 15 g,熟地 60 g,当归 15 g,白芍 15 g,海藻 30 g,昆布 30 g,乌药 20 g,泽泻 20 g,白术 60 g,法半夏 30 g,厚朴 15 g,薏苡仁 15 g,路路通 20 g,土鳖虫 10 g。

7 剂,水煎服,每日 1 剂,早晚饭前 20 min 口服。配合腰椎牵引、按摩。

忌生冷之品、甜食,腰部保暖。

讨论　左小腿、足踝痛与腰椎间盘膨出压迫神经有关,病位在腰,病症在小腿、足踝,浮肿与痰湿有关。

第七章
中医脉诊的现代化研究

第一节　中医脉诊理论的现代研究

中医脉诊学也可以说是一门独立的学科,和中医学其他的学科一样,都有自己独特的理论基础,同时建立了独特的方法和完整的理论体系。而中医脉诊学现代化研究是在传统的中医脉诊理论基础上,将现代先进的科学技术、手段和仪器融入到传统的脉诊方法中,对传统的中医脉诊方法进行完善和改进。因此,中医脉诊学原有的传统理论是现代脉诊学研究的前提条件,在此基础上与现代的科学技术相结合,继承和发展中医脉诊学的内容。

一、传统脉象理论研究

《黄帝内经》《难经》为脉学之宗,历来为研究者所重视。通过检索相关文献,目前对经典脉象的研究主要包括脉象的思维方法研究、分类研究及其影响因素等方面。

1.脉象的思维方法研究

传统脉学是在中医学独有的思维方法指导下构建起来的。对于脉象的思维方法研究,主要从意象思维、气机流变两方面进行论述。

基于意象思维研究脉象。总结《黄帝内经》中所载脉象相关原文,发现多以隐喻、明喻的语言表达方式将脉象比喻成生活中形象化、具体化的事物或现象。而分析《黄帝内经》中脉象的表述特点,或以静态事物描述脉体,或以动态事物比类脉势,以感知脉象的状态。脉象纷繁复杂,难以言表,古人常运用类比的方式将脉象描述为肉眼可见、易于感知的世间万物。然而,在对脉象的类比探讨中往往侧重描述其象,而疏于表述其背后气机的变化规律。事实上,中医学之所以惯用意象思维方法研究人体的生理病理现象,主要是由气本体论的哲学思维决定的。

基于气机流变研究脉象。世间万象都是一气流变状态的展现,脉象的变化也不例外。气的运动是人体生理病理变化的基础,脉象即为气机升降变化的显现。以浮沉脉为例,在生理上,讨论随着四季更迭脉位浮沉的动态变化;在病理上,分析肾不足、肺痹、胸仆、血衄、肠澼等散见浮脉及石水、偏枯、寒热病等散见沉脉病症的病机,阐释浮即气机外越,沉即气机内伏的表现。气机变化是探讨脉象的关键,却是长期被忽视的内容。《素问·五常政大论》云:"气始而生化,气散而有形,气布而蓄育,气终而象变。"气为世间万物运行不息的本源,气运行的不同状态展现不同征象,外在的脉象是内在气机变化的反映。而目前此类文献较少,说明中医学固有的哲学理念淡化,亟须深入的挖掘研究。

2.脉象的分类研究

脉象的分类历来标准不一,研究者虽然对其分类标准有不同的认识,但主要还是遵循中医学的哲学原理,多以阴阳、四时五脏为纲分类。

以阴阳为纲分类脉象。《黄帝内经》及《难经》中不同语境下的阴阳脉象,有胃气为阳脉,真脏脉为阴脉;左手为阳脉,右手为阴脉;寸脉为阳脉,尺脉为阴脉;太过为阳脉,不及为阴脉;以阴阳为纲归类脉象。《难经》脉诊,从浮沉、部位、脉象、脏腑、性别等不同方面对阴阳脉进行阐述,并说明单脉及复杂脉的阴阳表述方式。阴阳脉的划分根于气机的升降出入运动,气之升浮为阳,气之沉降为阴,浮沉之脉位、寸尺之部位、五脏脉之属性等阴阳脉皆可从气机着手,分析其所以然。但偏重于对经典原文的铺陈叙述,未能详细探讨阴阳脉的内涵。

以四时五脏为纲分类脉象。基于人体与自然的同步节律性,探讨五脏应四时之理,通过分析与四时相应的五脏脉象以判定五脏病变。研究《黄帝内经》,探讨五脏平、病、死脉的脉象特征,并以此作为诊病的依据。四时五脏脉是中医"天人合一"整体观的体现,也是气本体论、阴阳五行思维方法的

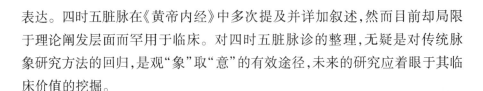

表达。四时五脏脉在《黄帝内经》中多次提及并详加叙述,然而目前却局限于理论阐发层面而罕用于临床。对四时五脏脉诊的整理,无疑是对传统脉象研究方法的回归,是观"象"取"意"的有效途径,未来的研究应着眼于其临床价值的挖掘。

3.脉象的影响因素

脉象是气血运行状态的外显,受内外环境的影响,其中,时间节律与体质特征是影响脉象变化的主要因素。

时间与脉象的关系。基于"天人合一"的整体观思想,整理经典原文,分别叙述脉象在年、月、日等不同时间节律下的特征性表现。《黄帝内经》《难经》及《脉经》基于时间节律的三阴三阳脉象,三阴三阳的排列之序及阳进阴退的思维模式。脉象法时而变的节律性是在以气为本体,以阴阳五行为思维模型的指导之下建立的。研讨时间与脉象的关系,可知晓脉象变化之理,而且两者结合能够确定人体的生理、病理状态及预后。但与四时五脏脉存在同样的问题,如何将脉象的时间节律用于临床值得引起研究者的关注。

体质与脉象的关系。从体质的形成因素诸如性别、年龄、性情、地域、生活条件等方面可分析脉象与体质之间的关系。以《灵枢·阴阳二十五人》中木形人为例,探讨木形人的外在表现及病理变化下的脉象特征。基于气机升降出入的运动规律阐述了五志的脉象表现。分析不同地域下脉象的区别,以东南、西北地域为例,东南之地炎热潮湿,脉象细软;西北之地寒冷干燥,脉象刚劲。脉象受体质因素的影响,不同地域、不同性情、不同年龄的人会表现出不同的脉象特点,体质因素的辨析也离不开气本体论及阴阳五行的思维方式。

众学者对传统脉象的研究,皆宗于经典,从脉象的思维方法、归类方法、影响因素进行阐述,为脉象理论的深入研究指明了方向。但现有的文献资料在论述过程中多采用经典原文的堆砌,缺乏相应的脉理探讨,这使得脉象的思维方法、分类、影响因素之间缺少内在的有机联系,大量研究内容背后缺乏共有的脉学原理诠释。因此,有必要对《黄帝内经》及《难经》脉象理论内涵进行深度阐发。

二、传统脉象的现代发展

古人注重以物象类比脉象的总体特征,而现代学者受西方医学思维方法的影响,对脉象进行了精细化、客观化研究,学者们或致力于对脉象要素的描述与分析,或运用客观化数据规范脉象,或关注血管壁结构、血流动力、血液流变、自主神经等对脉象变化的影响,或将中西医理论有机结合以构建新脉学理论体系。

1. 脉象要素研究

虽然脉象众多,表现各异,但脉与脉之间仍然具有共同的属性和特征,不同脉的表现,既有共性,也有个性,共性即是纲领,个性即是表现,故脉象要素即是从脉象纲领和分类中演化出的描述脉象的新方法。依据脉象要素研究脉象,认为辨识脉象的关键在于对其要素的识别及其关联性的认知,并根据临床实践,将脉象信息总结为25对脉象要素,以此辨识脉象,形成系统辨证脉学。亦有学者结合自身的临床实践总结脉象要素,虽在分类叙述上有所出入,但大致分为脉位、脉数、脉长、脉宽、脉力、紧张度、流利度、均匀度8个方面。

脉象要素是对手指感觉到的物理因素的归纳总结,为精准鉴别众多脉象提供参考。但因各学者立论依据不同,对脉象要素的表达带有个人主观色彩,故脉象要素的归类尚需进一步提炼规范。脉象要素注重形象与动态上的确定,但更重要的是对脉象本质的分析,因为脉象的本质特点决定了其要素的表现。目前较为兴盛的系统辨证脉学正逐渐回归于从脉象本质——气机流变。研讨脉象要素,既遵循传统脉象的基本规律,又促进了脉象精细化研究的发展。

2. 脉象的客观化研究

借助脉象传感器采集脉象信号,将采集到的脉象信号传输至智能终端,显示脉搏波形,通过脉搏波形变化特点判断其所属脉象。如对采集到的运动员及大学生脉图进行时域分析,提出有迟、洪、大脉象的运动员在脉图上显示主波及重搏波高度偏高、取脉压力值偏低、收缩期面积偏大的特征。通过比较平脉、弦脉、滑脉的时域波形参数及小波分析参数,结果显示弦脉、平脉至滑脉,功率清能比呈递减状态。

近年来,脉象客观化研究飞速发展,但已明显偏离传统脉学理论。首先,现代脉象采集手段单一,无法获取脉象的全部信息,只能反映部分特征;其次,脉象的形成与变化深受时空因素及个人体质的影响,仅通过脉象信息分析所得的参数指标鉴别脉象,显然与传统脉象研究的本义相悖。

3.脉象的形成因素研究

在现代科学思维的影响下,众多学者运用现代生理病理学理论,从血管的结构特性、血流动力特性、血液流变特性等诸方面对脉象变化予以阐释。

脉象血管结构特性研究。以弦脉、滑脉为例,分析脉象与动脉压力弹性、顺应性、僵硬度之间的关系,提出血管壁舒缓即为缓脉,血管壁张力高视为紧脉,血管壁硬化即为革脉和牢脉。

脉象血流动力特性研究。以弦、滑、芤、数等脉举例说明脉象与心排血量、总外周阻力、动脉顺应性的大小息息相关,认为四季脉象是血液的外周阻力、流量、能量等综合状态的呈现,提出"有胃气"的正常脉象是供血量与需血量之间保持相对平衡的状态。

脉象血液流变特性研究。从血液流变学角度阐释其对脉象产生影响,以弦紧脉、妊娠妇女的滑脉及微数脉为例,提出弦紧脉血黏度、红细胞压积、血流阻力增高;妊娠妇女之滑脉及微数脉血黏度、血液阻力降低,血流顺畅。分析临床血瘀脉涩及血虚脉细患者血液流变学指标,得出血瘀脉涩患者血液流变学指标较高血液呈高黏状态;血虚脉细患者血液流变学指标较低血液呈低黏状态的结论。

还有从神经解剖角度探讨了自主神经通过对脏器、血管平滑肌及内分泌腺等的制约,对脉象的变化产生相应影响。此外,从大脑及神经系统对机体脏腑功能调控层面阐释脉象变化的原因。

研究者运用西方医学理论,以微观的、局部的认识论为指导,详细分析了脉象变化各个层面的结构与功能因素,从某种程度上对脉象的生理机制进行阐释,但是却忽视了机体内外环境因素对脉象整体状态的影响,未体现天人相应的中医理念。

三、现代新脉学理论体系构建

传统脉学偏重对人体功能的把握。现代部分学者结合西医的解剖生理基础和心理学知识,侧重于对心理状态变化和人体结构异常的诊察,形成许多具有较大影响力的脉学体系。如以生物全息论为基础,结合《素问·脉要精微论》中脏腑在寸口脉上的分布定位模式、脉象属性、脉管周围组织形态、脉象振动觉,较明确地对心理变化的脉象特征进行了描述,拓展了脉象在心理学中的应用,形成的脉学理论体系。

基于血流动力学、血液流变学、解剖学等现代医学理论,吸收中医学整体观、辨证论治思想,利用手指敏感性感知脉象属性并采集浅层脉动、中层脉动、深层脉动、底层脉动及每层脉动 A、B、C 三个动组信息,定位、定性、定量地诊断疾病,构建的脉学理论体系。

综合现代解剖学与传统脉学理论,提出寸关尺与人体血液供应范围的对应关系及脉人合一的诊脉思想,发现脉晕与具体脏腑相合的全息定位理论,并综合心血管功能、血流动力特性、脉管状态分析脉象,创立脉学理论体系。

各种新脉学理论体系的形成扩大了脉学的应用范围,发展了脉学的诊断潜力,但其主要适用于对疾病的解剖定位及定性、定量诊察,与传统脉学的理论基础、认知方法明显不同,故需要重新审视两者之间的联系与区别。近年来脉象研究的相关文献可以充分展示脉象研究的成果,也反映了研究存在的一些问题。

四、脉象理论研究存在的问题

围绕脉学展开的各种研究极大地丰富和发展了中医脉学理论,但与经典脉学理论的认知仍存在或多或少的差异,因此,出现了一系列亟待解决的问题。

1. 重象轻意,忽视气机

众所周知,意象思维是中医学最具代表性的思维方法,即以形象的事物阐释隐藏在诸象背后的意蕴。然而,目前脉象的文献研究大多采用对经典原文的铺陈叙述,研究者对脉象的把握仅停留于现象层面,而忽略对脉象变化本质即气机状态的探讨,故对同一脉象的分析往往各执一词,难以统一,即如《素问·至真要大论》所云:"知其要者,一言而终,不知其要,流散无穷。"

2. 主观性强,认同性差

研究者为提高脉象的辨识率,对脉象进行了细致的分析归纳,形成可以指导鉴别脉象、诊断疾病的脉象要素。然而,各家对脉象要素的界定表述不

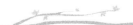

尽相同,归纳总结主观色彩浓重,缺乏规范化,也难以对他人所归纳的脉象要素产生认同感。

3.标准刻板,忽视人本

脉象的客观化研究是利用现代科学技术对脉搏信号的动态特征进行描记,进而以所绘制的脉图参数指标鉴别脉象,这种标准化研究模式背离了中医法天则地、以人为本的思维方法。中医学认为,脉象是人体生命活动与自然同步节律性的反映,是气机变化状态的彰显,并且同一种脉象的不同个体表现并不完全一致,而脉象的客观化研究既不能反映脉象应时而变的节律性特征,更难以体现脉象的个体化特点。另外,脉象检测设备的标准化问题没有得到应有的重视,因各种脉象仪的参数标准、提取方式、分析方法存在差异,并且现代仪器难以准确模拟中医"举、按、寻、推、俯仰、辗转"等诸多脉诊指法,故脉象客观化研究无法在临床上推广普及。

4.偏重细节,忽视神机

现代研究者或归纳脉象特征构建脉象要素,或基于现代医学理论分析不同因素下的脉象表现,都是对脉象的细化分析。而传统中医对脉象的关注不仅包括脉象要素,更注重对神机的把握,如脉象有胃、有神、有根的原理及表现,而现代的脉象研究对此多有忽略,即使有所涉及,也需进一步探讨商榷。

5.脉学新解,有待发展

有学者将中医脉学引入心理学领域,提出通过手指对不同脉搏谐波分量的感知,以体会机体的心理活动,能够较好地反映中医形神一体的理念。这些观点建立在西医理论基础上,注重脉象的局部形态学改变。以西医疾病作为诊断结论的脉学体系,使得脉诊方法在西医诊断中发挥重要作用。但新脉学理论体系与中医脉学通过诊察气机流变以认知脉象的方法存在本质差别,两者不能相互取代,故需要对现有脉学体系的异同、应用范围进行严格界定,以揭示其在中西医结合诊治疾病中的重要价值和作用。

五、脉象理论研究的启示

目前,脉象研究所存在的问题主要是源于对中医原创思维的背离。脉象是机体气血盛衰变化的展现,古人立足于中医学本体论——气一元论,基于阴阳五行的意象思维方法对种种脉象进行归纳分析,如《素问·脉要精微论》云:"微妙在脉,不可不察,察之有纪,从阴阳始,始之有经,从五行生,生之有度,四时为宜,补泻勿失,与天地如一,得一之情,以知死生。"阴阳、五行是一气之升降、盈缩、开合等不同状态的展现,反映着天地万物变化的内在规律,脉象规律也不例外。

如何将细节与整体、要素与气机相结合是解决脉象研究诸多问题的重要途径,部分学者对此作出了一定的尝试。如追溯本源,认为脉象是气机升降出入变化的显现,并更为细致地阐释了气机升降出入失调时脉体、血流、脉搏波、脉管壁的脉象要素特点。或从气机变化为辨析脉象的基点出发,提出脉诊思维当从气机动向入手,具体体现在脉象的脉气与脉质基本要素的变化上。由此可知,脉象要素根源于气机升降出入的变化,而对脉象要素的把握又可辨别脉象,探知内在气机状态,从而构成"脉—证—方"相合的诊疗思路。在立足于中医学固有的本体论、方法论的同时,结合规范化的脉象要素,将更加准确、严谨地辨别脉象,减少误断。

脉诊是医者通过脉象感知脏腑病变的快捷、简便的方法。传统脉象研究中尚存在研究结果零散、脉象理论研究肤浅等问题,加之现代科学技术的发展,脉象研究更加侧重于对血管结构、血流动力特性、血液流变特性等因素的客观分析,这势必导致脉象研究脱离中医学思维体系。因此,脉象研究必须根植于中医学文化土壤,即以气一元论作为脉象研究的立论基础,明确"气机为脉象本质"这一基本前提,进而剖析脉象特征、分析脉象要素等,促进中医脉学体系的发展。回归于中医学固有的本体论、方法论是脉象研究的关键。

第二节　现代中医脉诊仪的研究

脉诊是传统中医临床诊断"四诊"中的宝贵财富,是一种独特的诊断方法,因其有"在心易了,指下难明"的特点,使之成为四诊之中最难掌握的一门技术。为实现中医脉诊的客观化,中医临床工作者与社会各界科学技术工作者通力合作,研制出各种模式的脉诊仪。脉诊是一种无创诊断技术,经

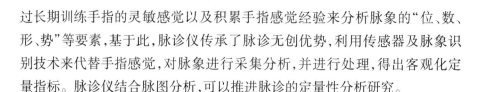

过长期训练手指的灵敏感觉以及积累手指感觉经验来分析脉象的"位、数、形、势"等要素,基于此,脉诊仪传承了脉诊无创优势,利用传感器及脉象识别技术来代替手指感觉,对脉象进行采集分析,并进行处理,得出客观化定量指标。脉诊仪结合脉图分析,可以推进脉诊的定量性分析研究。

一、脉诊仪的研制

宋代施发所著《察病指南》一书中,绘制了33幅图来描述脉搏的跳动。明代《图注难经脉诀》《人元脉影归指图说》都采用这种形式。这种脉象的模示图,为仪器描记图和脉诊仪的研制开发奠定了基础。

我国学者从20世纪50年代初,开始使用脉搏描记器对中医脉象进行研究,试图使用现代技术客观化、数据化地描述出传统的中医脉象。目前设计的脉象检测装置以描图为主,便于脉象的客观表达,具有直观性。脉象传感器是研制开发脉诊仪的重要技术核心。目前可以见到的传感器包括压力传感器、光电传感器、传声器和超声多普勒式传感器等。

压力式传感器原理最为简单,应用最为普遍,具体又可分为压电式传感器、压阻式传感器和压磁式传感器。压电式传感器的特点是灵敏度高、抗扰性好、频响宽、时间和温度稳定性好、与人体软组织的声阻抗匹配良好。但压电式传感器的缺点也很明显,如容易丢失电荷,不适合进行静态压力的测量,需要特殊的电荷放大器才能信号放大,成本高,导致其通用性受到限制。压阻式传感器的应用最为广泛,但其精度、线性度受到应变片粘合剂的影响,仍然需要进一步改进。压磁式传感器的理论和技术尚未成熟,如何选择磁性材料、励磁方式以及磁性材料的热处理等问题未得到解决,因而无法得到广泛应用。

光电传感器、超声多普勒式传感器和传声器由于研究技术的限制,研究尚未成熟,故在科研及临床工作中无法得到应用。脉象传感器的探头有多种形式,单探头传感器应用较广泛、成熟,另外几种形式如双探头、三探头的传感器应用较少,且稳定性较差,难以为脉象的研究提供有价值的参考数据。

只有选取符合中医诊脉特点的脉象传感器,才能为临床脉诊研究提供可靠而具体量化的信息,故必须将压力传感器、超声检测及其他研究方法互相融合,取长补短。

二、脉诊仪传感器的创新探索

压力传感器经历了由单头式到双头式再至模拟中医切脉的三头式传感器的变革,如可灵活调节测量寸关尺三部脉纵向、径向及垂直方向的三头式传感器。单头式目前发展研究较为成熟,随着传感器的变革,使得脉象的信息采集更加详细、立体,但目前三头式传感器研究不成熟且应用较少,稳定性也较差。

中国科学院重庆绿色智能技术研究院研制了一种基于石墨烯柔性压力传感器,腕带固定、气囊气泵加压装置用于模拟中医诊脉时三根手指加压的指法。该新型传感器借助石墨烯柔和、质地轻、高通透性,具有良好的人体兼容性和高灵敏度等特性,可以更大面积贴服于手腕上测量人体桡动脉脉搏,有利于判断脉象。

现代脉诊仪的研究基本思路即借助高科技最大限度还原或模拟传统中医切脉,减小因设备造成的误差。受仿生学启发研制出的气动柔性智能脉诊仪,使脉诊仪更趋向于契合中医传统诊脉方式。通过脉诊仪的柔性致动器驱动前部传感器获取脉象数据,再通过分析该传感器触点位置与柔性致动器内腔压力的数学关系,借助电磁阀调节进入柔性致动器内腔的气压来完成脉诊仪触点的运动。该设计增强了脉诊仪的稳定性及柔顺性,完善了诊脉的布指定位功能。

基于中医脉学理论,借鉴国内外关于脉诊仪的研究成果,开发了脉诊传感器自动分层测量技术。该仪器运用微机自动控制,对实时测量的脉搏信号最大值和最小值进行四层分解,运用模式识别和大样本置信度理论进行初步分析,再利用不同层次之间的相关分析确定检测结果,避免了人为因素的差异,并且提高了诊断的准确率。

三、脉诊仪中脉象要素的客观化研究

中医脉象属性中所称的"位数形势"是指脉的波动位置、频率律、形态和趋势状态,它包含了脉动的多种物理量。利用检测仪器检测中医脉象长度信息,进行量化统计并结合临床,探讨中医长短类脉的量化数据研究,认为位、数、形、势是在描述脉象的特征时缺一不可的脉象要素,应该在今后的研究中重视脉象长度信息的变化,在进行单独脉象或相兼脉象的研究中都具有重要的意义。

从中医诊断学脉诊教学角度,探讨了脉诊改革的必要性。提出应该建立脉象特征体系、规范脉象的表述方法;提出要从脉象的基本特征即位、数、形、势方面来诊察脉象,才能较好地掌握与应用脉象来诊病。沙洪等根据中医脉象的多信息特征,采用新的脉诊客观化方法,使用 B 超与柔性传感器相结合,构建了脉诊复合信息检测系统,能够描述中医脉诊"位、数、形、势"4 种属性。为中医临床的脉诊客观化研究提供了新的方法和新的特征数据。

脉诊是医生靠手指接触按压寸口部位获取脉象信息,而脉诊仪通过采集脉象信息并进行分析、处理,得出客观定量指标,是描记脉象的主要仪器。各型号脉诊仪的研制与开发有利于脉象的描述更趋于客观化,在临床诊疗中已开始应用脉图的诊断技术。

脉象图反映了多方面、综合的信息,目前所用的脉图分析方法主要有时域、频域与时频域联合分析三大类。时域分析法包括直观形态法、多因素识脉法、速率图法等,其中直观形态法目前使用最为广泛。通过时域方法可以提取脉图参数,其中包括幅值 $h1$、$h2$、$h3$、$h4$、$h5$,时间时值 $t1$、$t2$、$t3$、$t4$、$t5$,比值 $h2/h1$,$h4/h1$,$h3/h5$。时域法得出的数值直观,临床医生更加容易接受。

随着脉诊仪和脉图分析技术的日益成熟,其在临床及实验中的应用越来越多。在临床上,不同疾病的病症、证候在脉图参数有显著的相关性,这使脉图能够有效运用于健康状态测评、临床病证诊断、临床疗效评估、疾病预防的效果评估等几方面。除此之外,脉图参数变化还应用于针刺疗效的预测与评价。

中医学者在脉图及其参数的临床意义方面做了大量的工作。如观察中药干预对冠心病冠状动脉内支架植入术后的患者脉图及预后影响,指出治疗组与对照组第 1 周与第 25 周脉图参数比较:$h1$、$h3$、$h1/h3$、$h4$、$h4/h1$、$W1/t$ 与对照组比较有显著性差异。又如对慢性乙型肝炎进行中医客观化疗效评价研究,结果指出,脉图参数在治疗前后 P、$t1$、$h1$ 有显著性变化;与西医指标相关性上,rate 与 γ-谷氨酰链肽酶(GGT)、白细胞计数(WBC)有相关性联系,$t5$ 与胆固醇(Ch)、尿素氮(BUN)有相关性联系,与中医证候相关性上,胁肋疼痛、肝脾肿大与 $h3$,脘闷腹胀、神疲懒言与 $t4$ 有相关性。还有通过观察慢性肾衰竭患者与正常人在肾功能损害的脉图改变,指出 $t5/t4$ 与肾功能呈负相关,$h3/h1$、w/t、A 与肾功能变化呈正相关。

四、智能化及远程脉诊系统

有专家设计了一种可视化脉诊仪,该脉诊仪包括传感器部分(B 超探头及 FSG 型传感器为主要组成部分的复合传感器探头、vetspees—Too/w 光电容积传感器、心电传感器)、信号预处理电路、微处理器、安全隔离装置、数字计算机和打印机等六部分。探头一体化组合实现了压力脉搏波与超声脉管图像的位置一致性和时间同步性分析,可得出脉搏的位移变动、直径变化与轴心运动等三维动态脉象图,实现"位、形、数、势"4 种脉象属性的可视化,改变了之前脉象采集后运用数字模拟重建视觉信息的方式,能较全面地为分析和诊断疾病提供客观依据。

华中科技大学研究了一种具有自供能脉搏传感器的脉诊仪。不同于其他脉诊仪的是该脉诊仪创新性地发明了柔性发电机,原理为利用人体脉搏跳动产生的机械能驱动并产生电压信号,实现脉搏传感器的自驱动功能。柔性发电机具有可卷曲弯折、轻薄、便于贴合运动物体来更有效地收集能源等特点,可以保脉诊仪能稳定工作,并且为户外便携式仪器提供了新的能源支持。其设计精巧,制作较为简单,成本低廉,为实现脉诊仪的推广提供了新的科学实践支持。但是其临床数据较为缺乏,不能深入辨证分析,临床应用较为局限。

有专家为使脉诊流程标准化而研制了双感测脉诊仪,借助计算机数据库完整记录脉诊专家的把脉手法、指下脉感及脉象判读等临床经验;首先应用机械手指单元(存取把脉手法数据的单元)自动化把脉,然后将位移感测器、脉压感测器的数据经数据处理单元加以统计分析及判读,从而完成诊脉流程的标准化。数据化把脉经验,有利于其发展为脉诊教学平台,中医师们可以借此发表脉诊临床数据,进行中医治病的原理探讨与学术交流,进而让全世界医师接受并学习中医脉诊的精华,中西汇通,取长补短,更好地为人类健康保驾护航。

更有学者借助现代科技的智能终端,改进发明了远程切脉的脉诊仪,该脉诊仪是由桡动脉搏动检测器及脉搏模拟器、智能终端和客户端 4 部分构成,脉搏传感器检测到脉搏跳动后,将信号上传到智能终端,智能终端通过

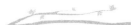

网络传递到医师的智能终端上,在医师的智能终端上脉搏波形信息转换形成虚拟器振动信号,医师置手于模拟器的振动装置处,感知似人体脉搏的虚拟脉搏振动,实现远程切脉。

这种结合现代科技的智能仪器,其设计质量和设计水平是根据社会中人们的要求不断进化,符合现代医疗的发展,但是又有其局限性,把脉者摸到的是转换后的脉搏震动,容易产生误差。

北京航空航天大学研制出借助网络技术的远程医疗的脉诊系统。该诊脉系统通过借助仿真手采集就诊者桡动脉脉搏信号及人体体温信息,利用网络技术促使医院与家庭的信息对接,结合现代高科技技术以及血流动力学相关原理完成对远程脉象的采集。上海一科技公司团队也研发了中医远程把脉诊疗系统,它包括数据采集层、网络通信层、服务器、医患客户端。在脉搏采集装置上进行了大量的改进,提供一种精度高、触感好、切脉力度反馈可控的中医远程把脉诊疗系统。

远程医疗是近几年新兴医疗模式,但想要实现远程医疗普及化,仍需要克服诸多困难。

五、国外脉诊仪研究状况

近年来,国外对脉诊仪研究侧重于对桡动脉脉搏的脉冲研究以及脉象图的标准制定。基本原理是将脉搏的搏动信息通过传感器借助其换能装置转换成电信号,然后接通放大电路,用记录仪收集归纳微弱的生理病理信号,或利用计算机对采集的脉象信息进行统计分析处理,从而对脉搏波进行归纳输出诊断。

日本对于脉诊仪的研究成果颇多。石山仁等研究的触觉检测脉搏计是应用手术胶皮套固定半导体制成的应变计于手指部位,以此来检测压脉波并作记录,并以此脉搏计测定了青壮年的六部定位脉波。藤田六郎利用光电管容积设计出不接触诊脉部位即可测出最大脉波的脉诊仪,并用此进行了验证性试验。冈田腾使用新研发的压电陶瓷作为传感软件,适用于脉搏浮中沉3种压力检测,并描述了6种与之对应的脉搏图形。

韩国东信大学学者使用HJ脉冲分析仪和脉冲HS分析仪测量速度(迟数)、大小(微细弱缓大)以及23名志愿者脉冲波的深度(浮沉)。将测量结果与医师的脉诊结果进行比对,研究表明脉冲分析仪具有高度相似性。

2009 年韩国中医学研究院联合企业研制出智能脉诊机,实现了三维脉诊,该仪器首次结合机械、多频传感器及抵抗传感器 3 种概念,相比二维,可自动扫描,寻找脉动,反复调节强弱来测定脉强弱,以求测定更精准的脉波。

美国 John 受中医启发设计了脉搏记录仪,将小型压力传感器和张力传感器有效结合,将其置于手套指尖处同时记录三部脉象。

新加坡南洋理工大学机械与航天工程学院,通过使用非侵入性手表样结构装置保持传感器位置良好地在桡动脉上以血压计袖带缠绕在手表样结构外提供压紧力,加之数字转换器记录中文脉搏波形,制定中国脉搏诊断的分类标准,并将古代诊断客观化。此脉诊仪器及研究方法将脉冲曲线作为波形信号处理,执行多维变量分析,将传统的定性化中医脉诊进行了定量化研究。

综上所述,随着中医药学的影响力越来越大,脉诊仪的开发研究引起了国内外学者和科技人员的广泛重视和投入,并陆续研发出各种新型脉诊仪,但迄今为止没有一款在临床辨证中得到广泛使用的脉诊仪,脉诊仪仍处于不断探索研发与创新阶段,脉诊仪所描记的脉图参数如何在临床使用尚存在很多问题。国内尚没有公认的脉图判定标准,大多依据个体经验将量化指标转化为不准确的定性指标使用,目前尚缺乏脉图参数与病症诊断的指南,各种研究只针对某种疾病,不够系统,影响了脉诊仪技术的应用与发展。

实现中医脉诊客观化急需解决的关键问题是制定统一的脉象客观化标准。加强脉诊仪在临床应用中的推广,让脉诊仪走出实验室,真正融入中医的诊疗过程中,加强临床医生对脉诊仪的认识,在使用中发现问题,不断进行改良和完善,同时加强脉诊仪研发技术的提升,增强其稳定性和可重复性,使脉诊仪在临床诊疗疾病中发挥作用。进而更好地促进发展中医诊疗设备的发展,推动中医药现代化的进程。

第三节　脉诊体系的现代科技化重构

千百年来,各代医家对脉诊的认识各有不同,传承水平亦有差别,但追根溯源,《黄帝内经》中提出的"可诊有过之脉"确定了诊脉的基本纲领,"有过"为有病、异常之意,"可诊有过之脉"即为病人诊脉时,要提取异常的脉象信息,如强弱、数迟等。

在此基本纲领的指导下,后世医家继承并发展脉诊,逐步建立起"夫脉当取太过不及"的诊脉原则。由于古代科技水平较落后,传统脉诊尽管遵循了"太过不及"的原则,但对脉象特征的描述仅停留在物象层面,所谓物象即指运用难以测量的描述性语言对物体的形象进行描述。与物象层面相比,所谓物理即指运用可测量的物理语言进行客观描述。

近年来从现代科技角度对于脉诊的研究虽不在少数,但仍未能准确解释其机制,为了脉诊的精准传承,有学者提出对脉诊体系进行现代科技重构,实现脉诊从物象到物理的转化,从而使得脉象信息更加清晰明了,这在一定程度上促进了中医脉诊现代化的发展。

一、脉诊体系重构的重要性

1.脉诊传承受到阻碍

由于古代科学技术的制约,在意象思维、整体论的影响下,对脉诊的描述大多采用通感的比拟手法,即用相近的参照物作为标准或尺度,用比喻的方式来描述主观感受,如滑脉"如盘走珠",涩脉"如病蚕食叶"。《素问·脉要精微论篇》云:"春日浮,如鱼之游在波;夏日在肤,泛泛乎万物有余;秋日下肤,蛰虫将去;冬日在骨,蛰虫周密,君子居室。"不难看出,其对四时脉象的记载是采用了取象手法。

但是,由于参照物的离散度大、尺度宽,加之每个人的认知水平不同,这种取象比类的方法使得脉诊学习者在临床实践中难以把握,如"鱼之游在波""泛泛乎万物有余"究竟手下是怎样的感觉,难以客观描述。使得脉诊传承受到了极大的阻碍,进而影响中医学的发展。

2.传统脉诊无法与现代科学体系对接融合

在中医药现代化、产业化快速发展的大环境下,蓬勃发展的现代科学技术和人体科学可以助力人工智能及大数据等新兴信息技术与中医药的跨界融合,因此研究开发中医智能设备具有广阔的科研与应用前景。

由于中医脉象是多重信息交汇形成的复杂多维综合体,其脉象多数为复合脉象,例如,传统的紧脉可以包括刚、直、敛、细4种单因素脉象特征。且传统脉诊对脉象的提取尚停留在"象"的层面,缺乏客观的物理测量,这就使得脉诊与现代科学体系难以对接。因此,将中医复合的脉象信息解构成不可再分的单一物理属性的脉象单位就变得尤为重要。

二、脉诊体系重构的实现

1.体系重构的理论基础——"太过不及"

"太过不及"是实现体系重构的重要理论基础。正如《景岳全书》曰:"乖处藏奸,此其独也。""独"意为不同,所谓不同是独大、独小、独虚、独实也。"太过不及"源于《黄帝内经》,即指由于生理功能偏离中和态而导致脉象信息向极化方向发展。

正如《素问·玉机真脏脉篇》中记载:"春脉如弦……其气来实而强,此谓太过……其气来不实而微,此谓不及……太过则令人善忘……其不及,则令人胸痛引背……冬脉如营……若其气来如弹石者,此谓太过……其去如数者,此谓不及……太过则令人解㑊……其不及则令人心急如病饥。"春脉应弦,太弦不可,不及亦不可,只是对脉象的"太过不及"进行了定性描写,没有引入物理概念。

此外,《黄帝内经》中多次论及太过不及脉象对应的各种病证,《素问·脉要精微论篇》谓:"反四时者,有余为精,不足为消。应太过,不足为精,应不足,有余为消。"王冰对此注曰:"此广陈其脉应也。夫反四时者,诸不足皆为血气消损,诸有余皆为邪气胜精也。"

《黄帝内经》以"太过不及"论脉,确立了诊脉的基本纲领,后世医家对"太过不及"脉均有不同程度的发展。如《难经·三难》云:"脉有太过,有不

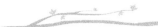

及……关之前者,阳之动,脉当见九分而浮。过者,法曰太过;减者,法曰不及……关以后者,阴之动也,脉当见一寸而沉。过者,法曰太过;减者,法曰不及。"对关前关后脉进行了太过与不及的描述。

张仲景在《伤寒论》中指出:"设有不应,知变所缘,三部不同,病各异端。太过可怪,不及亦然,邪不空见,中必有奸,审察表里。"表明太过、不及皆为病脉,为邪气侵袭所致,对诊疗疾病均有一定的指导意义。

《金匮要略·胸痹》也明确提出"夫脉当取太过不及"的两仪化原则,可以看出张仲景临床诊疗疾病辨脉以"太过不及"为基本原则,并在其著作中多处体现这一原则,如《伤寒论》曰:"伤寒三日,阳明脉大。""少阴之为病,脉微细,但欲寐也。"其中脉大、脉微细是从太过不及的角度出发,对脉象信息进行描述,脉大则为太过之脉,脉微细为不及之脉。再如《金匮要略·血痹虚劳病》曰:"夫男子平人,脉大为劳,极虚亦为劳。"其中,脉大、极虚(芤脉)也是取太过、不及之意。

此外,清代著名医家周学海深入领悟脉诊的精髓,提出位、数、形、势、微、甚、兼、独的脉诊纲领和汇通二十四脉的要点,即浮沉、迟数、长短、高深、敛散、厚薄、断续、宽窄、粗细、刚柔、滑涩、强弱,虽然这些脉诊方法没有真正应用到临床实践中,但不难看出其对脉象进行了初步的两仪化分化,为将脉象信息转化为可测量的物理量奠定了一定的基础。

2. 体系重构的重点要素——脉象要素

基于脉诊重构的重要性,在系统论的启发与指导下,对脉象要素这一概念内涵进行了丰富和延伸,完成了"太过不及"由物象到物理的转化。

由于古代科学技术相对落后,对人体皮肤感觉的认识具有一定的局限性,无法用客观的物理量表述脉象信息,只能运用比喻的方式记述脉象特征并构建脉诊体系,缺乏对脉象信息的深度刻画。借助当今科学技术,可以将停留在物象层面的脉象信息转化为物理层面的描述,直观、清晰地回答古人所提出的"太过不及"问题,同时也解决了脉诊传承中"心中了了,指下难明"和"脉理精微,其体难辨"的历史疑问。

为解决"太过不及"的问题,明确客观认知对象的性质和状态,基于《黄帝内经》所提出的可诊有过之脉的"过"和张仲景提出的"太过不及",并根据系统科学原理,通过对脉搏信息进行分化,对脉象要素进行重新架构与缕析。所谓脉象要素即指由单一属性因素构成的脉象单位,表示脉搏中某种物理现象,能够用物理语言来表达,并可以进行定性定量分析。它是客观存在的且能够被感知的脉象系统中最基本的构成单元。

脉象要素具有特定性、恒常性、两仪对立性、单位性及联系性。脉象要素的存在不是孤立的,是以整体脉象背景、脉管周围组织及"中和之态"的脉象特征为参照。由于脉象要素具有恒常性,因此其对应的意义在不同个体中是固定不变的,比如脉象要素进多退少在不同的个体中均代表了阳亢于上,不能回纳沉潜的意义。当然,多个脉象要素相互联系、相互作用而构成的脉象集合被称为脉象系统,可以揭示疾病发生、发展、变化的内在机制。至于如何运用技术(人工或机械)缕析、提取出脉象要素,构建出不同层次的脉象系统,则是一个系统化的过程。

脉象要素均是成对存在的,共25对,是对极化状态下脉搏信息的病理态描述。如寒热、迟数等,对应机体"太过"或"不及"极化状态的趋向。系统辨证脉学是对特定脉象物理特征进行数量认识,结合物理学知识,充分对脉象的时间、空间和能量特性进行分析,将脉象信息解构成位、数、形、动、质5个维度。其中"位"包括表征空间位置的浮沉、上下、左右、内外;"数"包括表征时间要素的迟数、结代;"形"包括表征几何形态的粗细、曲直、凸凹;"动"包括表征长度要素的长短,波幅要素的高深、来去,速度要素的怠驶、缓急、进退、敛散,谐振波的动静;"质"包括表征质地要素的稀稠、枯荣、清浊、厚薄,压力要素的强弱,温度要素的寒热,张力要素的刚柔以及表征流利度的滑涩。每对脉象要素又可根据太过、不及进行区分。

三、脉诊体系重构的意义

系统辨证脉学体系是在传统脉诊的基础上,融合血管生理学、血流动力学、脏腑全息定位等现代科学而形成的一种创新性脉学体系。将玄之又玄的脉学转变为客观的可以测量物理量,实现了脉诊体系的现代科技重构,使脉象信息具有定位、定性和定量的特点,提升了脉诊在临床的使用价值,并且实现了脉诊从物象到物理的转化,脉诊信息的量化、物理化也为现代科学技术与中医的跨界融合架起了桥梁。

脉诊是一项传承两千年的至精至巧的专项技术,具有深厚的文化内涵和历史底蕴。在古代,由于受到科学技术的制约,缺乏现代科学技术支持,千百年来脉诊未能发挥其应有的价值。对脉诊体系进行物理重构的系

统辨证脉学不仅丰富了脉诊的内容,同时也实现了脉诊从物象到物理的重大转化,对于临床及科研均具有十分重要的意义。

第四节　中医脉诊多元功能与现代脉法发展

脉诊是中医诊断技术的精髓,亦是一种极具民族特色的中医文化。脉诊以其无法替代和比拟的诸多功能,在中医诊疗过程中占有举足轻重的地位。千百年来,脉诊被医者代代传承与发展,时至今日,已形成了多家流派脉法百花齐放、百家争鸣的广阔局面,极大地促进了中医学的发展。

一、脉诊的多元功能

(一)指导辨证论治

辨证论治是根据中医望闻问切"四诊"所获得的客观证据对疾病发生、发展、预后、转归进行概括判断,并论证其治则、治法并付诸实施的思维和实践过程。通过对疾病过程流的洄溯,以发现病因、病机,制定最佳治疗措施。通过切诊所获得的脉象,以其客观性可以提供疾病发生、发展及变化的每一个环节及其内在的机理,从而指导临床的辨证治疗、判断预后转归和指导预防调护。

1. 辨阴阳

阴阳作为中医学诊疾辨证的总纲,是病理状态下最基本的变化,可以概括各种疾病和证候的阴阳属性,也是制订治疗方案的最基本指南。从人体大的方面来讲,有体质的阴阳、心理属性的阴阳、所感邪气的阴阳、证候的阴阳等,都可以以脉象的形式表达出来,为人类所感知,从而为临床辨证和治疗方案的选取提供客观而准确的依据。

2. 辨体质与个性

体质是人类正常的秉质,而个性是一个人的基本精神面貌,是表现在一个人心理活动中的经常的、稳定的、本质的心理特点的总和。它们常常不被人们所体察。而脉象中体现出的固定和特定的特征,决定了其成为辨识人体体质和个性的重要指征。

3. 辨心理经历及状态

外界事物作用于人体,导致一系列的心理应答,长期或巨大的心理应激,会对其心理造成不良的影响,并在心灵深处记录下来,在脉象上遗留曾经发生过的事件的痕迹。心理脉象诊断不需要医者事先的臆测,而是根据患者脉象痕迹所显示的心理改变,就能够找出患者的心理根本症结,并能依据脉搏谐振波的不同频率和振幅的差异性,分辨出各种不同的心理状态。

4. 辨症状与病位

致病因素作用于人体,首先导致机体整体功能状态的紊乱,然后在一定部位突出显现。局部或微观部位出现的脉象特征往往与患者的症状密切相关,通过对脉象的把握,医者能够对疾病迅速作出定位、定性的判断,并能准确对应到机体脏腑组织的相关位置。

5. 辨病因病机

病因脉象是指与中医病因学具有特定的对应关系的脉象系统,通过识别这些脉象系统的特征,可以对致病因素迅速作出判断。一种致病因素作用于机体后,所产生的脉象变化不是某一种或几种特征,而是一个复杂的系统——病因脉象系统。综合所出现的各种脉象要素之间的关系,运用中医理论进行分析,就能够将患者感受邪气后整体和局部的病因状态反映出来。病机辨证是通过临床辨识,求得维持疾病发展、演变的主要机制,此时致病因素已经不是疾病的主要矛盾,而病机成为疾病的主要矛盾。一个完整的病机系统是疾病的始动、维持、扩展和演变等多层次、多方位的概括,呈现出一个"过程流"的时间梯次表现。

脉象对机体信息的表征具有整体性、时序性、客观性和脉病相应的特点,通过对所获得的脉象特征的性质、表征、时序、因果等,依据中医理论进行分析、归纳、推理、判断等,形成一个连续性的客观"证据链",这样就使疾病发生、发展的病机过程和环节呈现出来,使治疗措施的运用更加合理、准确,从而获得最佳疗效。

6. 辨疗效与预后

人体疾病的脉象特征是脉象系统、脉象要素偏离了"中和之态"的极性

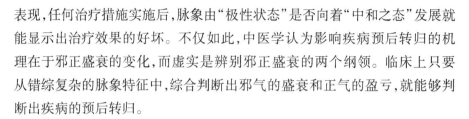

表现,任何治疗措施实施后,脉象由"极性状态"是否向着"中和之态"发展就能显示出治疗效果的好坏。不仅如此,中医学认为影响疾病预后转归的机理在于邪正盛衰的变化,而虚实是辨别邪正盛衰的两个纲领。临床上只要从错综复杂的脉象特征中,综合判断出邪气的盛衰和正气的盈亏,就能够判断出疾病的预后转归。

7. 辨脉施护

脉诊的指导作用贯穿于整个中医临床活动中,除辨证施治外,脉象也可以对临床护理起到指导作用。脉象能够体现患者所处的生理和病理状态的全部,如饮食的合理性,呼吸、消化、泌尿等系统的状况,从而能够指导及时、合理的护理措施。

8. 辨易患疾病

脉象具有评定体质和个性的功能,不同的体质和个性具有不同的躯体和心理疾病的倾向性和对某些刺激的易感性、耐受性。因此,在未病时先通过脉象进行易患疾病的预测,对于预防疾病的发生意义重大。

9. 辨西医疾病

通过脉象诊断西医疾病是中医脉诊研究的一个重要分支,这种理论基于中医诊断学的理论,通过自身的发展,逐步成为附翼于中医的诊断体系。通过脉象而诊断西医疾病的脉法,当前的代表脉法有"金氏脉学""许跃远脉法"等。这些脉法对诊断西医疾病有全面、简便、快捷、廉价和相对准确等特点。

(二)指导养生调摄

1. 指导养生

依据脉象特征所表现出机体的体质和个性特点选用适合于个体的养生保健方式,是客观判断的一个良好的方法。如脉象"枯""涩"而"细""数"者属阴虚内热体质,宜进食黏稠润泽的食物,而忌干燥、硬涩之品;脉"下""缓"者,思维缓慢,心理懒惰,宜适当张扬兴奋,以令机体气机上升。所以脉象特征可以指导个体制定出适合自身的工作和生活模式。

2. 指导未病先防

未病虽然没有表现出患病状态时的症状与体征,但是机体仍然有许多的征象可以预示疾病的将要发生。脉象具有评定疾病前期机体内环境紊乱的功能,能够及早发现一些疾病发病的基础因素,可以此为根据及早采取相应的措施,切断疾病的发生过程,防止疾病的发生。

3. 指导社会活动

脉象以其对人体反应的全面性和准确性,可以用来指导人们的社会活动。如通过脉象判定人的体质和心理类型,以此为依据,指导其从事力所能及的社会活动和承担的社会角色,就能够帮助实现一个人的价值,这将会对个人和整个社会大有裨益。

二、现代脉法的发展

(一)当代传统脉法的继承与发展

新中国成立以来,中医学界对传统脉学进行了全面的总结,梳理、澄清了许多脉象概念。有专家强调以"脉诊为重心"的辨证论治方法,总结出以脉诊为纲,平脉辨证,以脉解症,以脉解舌,以脉定证等,使传统脉法有了新的意义与作用。还有专家总结了传统的脉诊经验,对临床所见的特殊病脉转变进行了总结,提出了"弹指脉"。也有专家继承和发展传统的的"千步脉法",注重不同脉象特征、组合之间的差异与联系,从脉诊中判断个体生命的和存、离杀、相称、转归的现状,并做到辨病与辨证相结合。

(二)微观脉象的发现

所谓微观脉诊是指更为微细的脉诊特征的诊察和判断方法。古代医学文献没有关于微观脉诊的内容,近代学者研究认为,脉点与组织器官中某一确定脏器相对应,脉点特定的病理形态与该器官的病变有关的理论,相对于传统脉学其定位性更为准确,能够形成中医脉诊的微观化,将其纳入中医的辨证理论体系实属必要。

1. 图像诊脉法

图像诊脉法的发明者是安徽周华青,其著有《图像诊脉法》一书。其在总结古代脉法的基础上,大胆探索,深入研究,发现了约140多种与西医疾病相对应的脉象特征,并经过 X 射线、超声波、心电图、化验等反复验证,临床相符率较高。

2. 金氏脉学

金氏脉学是山东金伟以现代的血液流变学、信息学和数学为基础创立

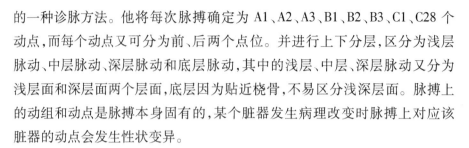

的一种诊脉方法。他将每次脉搏确定为 A1、A2、A3、B1、B2、B3、C1、C28 个动点,而每个动点又可分为前、后两个点位。并进行上下分层,区分为浅层脉动、中层脉动、深层脉动和底层脉动,其中的浅层、中层、深层脉动又分为浅层面和深层面两个层面,底层因为贴近桡骨,不易区分浅深层面。脉搏上的动组和动点是脉搏本身固有的,某个脏器发生病理改变时脉搏上对应该脏器的动点会发生性状变异。

3.许氏全息脉法

安微许跃远根据血液流变学和神经支配的理论创立了"许氏脉法"。发现了对西医疾病具有诊断价值的脉象特征,如"脉晕""边脉""浊脉"和"风脉"等。发现寸口脉的寸关尺与人体内脏血液供应和植物神经的节段性分区相对应,认为左右手三部脉合成一个完整的"脉人"。

(三)中医心理脉象研究

将脉诊引入到心理学领域,发现了脉搏的谐振波可以反映人类心理活动的理论,并对各种心理状态的脉象特征进行研究,提出了人类多种心理状态的脉象特征,开心理脉象研究之先河,为脉象信息多源化作出贡献。

情志因素是导致脉象变化的重要原因,脉诊作为中医四诊之一,是判断身体生理病理状况的重要依据,而中医情志脉象是情志因素致病的重要诊断依据。以脉象与情志相关为理论基础,回顾中医情志脉象的历史渊源,总结现代心理脉学专家的学术特点及情志脉学客观化研究成果,可以为中医情志学临床应用提供新的理论依据和临证指导。

"精神内守,病安从来""阴平阳秘,精神乃治"。随着社会的发展,心理性疾病对人们的影响越来越大,该类患者多因情绪不良,不能通过与医生的交流客观反映疾病状态,脉象可作为重要的诊断手段。精神抑郁患者心理长时间处于一种不平衡状态,打破机体气机的正常运行,使气的升降出入不再协调,此时进行临床诊断患者可能并没有表现出病理变化,但气的升降出入异常,是疾病形成的重要前奏,此时脉诊通过收集脉象要素,探知人体气血变化,间接感知患者的情志变化,故情志脉象一定程度上可起到"未病先防"的作用。

现代越来越多的学者借助脉诊仪等现代化技术对情志脉象进行客观化、量化的研究,并取得阶段性成果。但脉象仪应用于情志脉象的研究还不成熟,研究方法、情感分类、观察指标等尚未有统一参考标准,有待进一步完善。脉搏信号与情感识别相关已得到实验研究的证实,应用人工智能进行脉象的客观化研究将是未来心理脉象的研究方向,但此类研究需以中医脉诊理论为指导,规范脉象信息采集标准,不断提高脉象信息采集技术。

(四)系统辨证脉学的创立

融合古今脉象研究的理论核心,结合自身脉象研究成果,将系统科学和心理认知科学引入到脉学研究当中,形成了系统辨证脉学。系统辨证脉学强调分化和运用手指单因素感觉通道,相对应地提取脉象中各种物理信息。将复杂的脉象系统分化为各种单一物理因素——脉象要素。系统辨证脉学具有系统性和辨证性两大特点。将物理性质不同的各种脉象要素密切联系,形成不同的层次和子系统,表征出体质个性、病因病机和西医疾病的整体“疾病过程流”。以此为基础形成脉—证—方(针)相应的临床辨证辨病思维模式。

系统辨证脉学从时空维度和物理维度的不同角度对脉象特征进行解析。时空维度是从物理学角度对脉象的分析,符合初学者对主要脉象要素的掌握。物理维度是从疾病过程角度对脉象特征的解析,符合已经具备一定“系统辨证脉学”基础,并能熟练分析脉象特征分析疾病发生、发展的前因后果的中高级学习者对其的掌握。

系统辨证脉学通过分析脉象要素之间的关联关系,缕析构成疾病因果关系的个性、体质、情志经历、病因病机、病位和西医疾病等,来表达疾病发生、发展和预后转归的“过程流”;针对“过程流”中的关键因素和环节,制订出脉象与心理紊乱状态相应、脉象与气机紊乱状态相应、脉象与痹阻经络相应、脉象与方药相应、脉象与针(灸、推拿)相应的集诊断、治疗于一体的“系统医疗”体系。通过系统辨证脉学对体质、个性和藏匿“伏邪”的辨识,判断机体的生理状态及疾病易患趋向,制定出健康保健原则、生活和工作调养方法等“未病”调养方案。

综上所述,中医脉诊在继承的基础上,不断发展创新,形成了各具特色的脉法,从不同的角度对脉象中蕴含的多元信息进行提取和挖掘,充分彰显出中医脉诊在指导人类基本活动和指导临床辨证治疗的巨大功能。

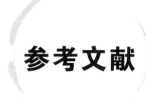

参考文献

[1]邢玉瑞,张喜德,孙理军,等.中医经典词典[M].北京:人民卫生出版社,2016.

[2]李振吉.中医药常用名词术语辞典[M].北京:中国中医药出版社,2001.

[3]凌耀星.难经校注[M].北京:人民卫生出版社,2013.

[4]福州市人民医院校释.脉经校释[M].2版.北京:人民卫生出版社,2009.

[5]李士懋.频湖脉学解索[M].北京:中医古籍出版社,1994.

[6]王洪图.黄帝内经研究大成[M].北京:北京出版社,1995.

[7]李中梓.医宗必读[M].郭霞珍,整理.北京:人民卫生出版社,2006.

[8]张仲景,王叔和.金匮要略方论[M].北京:人民卫生出版社,2012.

[9]凌奂.本草害利[M].北京:中医古籍出版社,1982.

[10]刘完素.素问玄机原病式[M].北京:人民卫生出版社,2005.

[11]李东垣.内外伤辨惑论[M].北京:中国医药科技出版社,2011.

[12]朱丹溪.丹溪心法[M].北京:中国医药科技出版社,2012.

[13]李士懋,田淑霄.汗法临证发微[M].北京:人民卫生出版社,2011.

[14]李士懋,田淑霄.火郁发之[M].北京:中国中医药出版社,2012.

[15]李士懋,田淑霄.平脉辨证脉学心得[M].北京:中国中医药出版社,2014.

[16]李士懋,田淑霄.脉学心悟[M].北京:中医古籍出版社,1994.

[17]李士懋,田淑霄.平脉辨证仲景脉学[M].北京:中国中医药出版社,2020.

[18]杨阳.李士懋教授论阴阳脉诊[M].北京:中国中医药出版社,2016.

[19]陈欣然,王天芳.中医脉诊起源——"脉"的医学知识衍生与脉诊学源流考[J].北京中医药大学学报,2016,39(10):797-801.

[20]李凯,郑丰杰,洪原淑.中医脉诊的科学原理科学解析[J].世界最新医学信息文摘,2015,15(74):239-245.

[21]卢舒奕,常凤姣,关晓光.巫术疗法、医学经验:脉诊起源的实践基础[J].中医药信息,2015,32(5):38-40.

[22]周宁.《黄帝内经》脉学思想及诊脉技术的研究[D].石家庄:河北医科大学中医学院,2003.

[23]张晶.中医脉学文献源流探微及《脉经》学术贡献[J].山东中医药大学学报,2011,35(2):164-165.

[24]李玉昌,扈有芹,李朋涛.国医大师李士懋平脉辨证观初探[J].环球中医药,2016,9(6):692-694.

[25]杨阳,谭东宇,张明泉.国医大师李士懋运用阴阳脉诊思路及临床诊治经验[J].现代中医临床,2016,23(6):4-6.

[26]孙敬宣.气机理论在国医大师李士懋平脉辨证思辨体系中的应用[D].石家庄:河北中医学院,2021.

[27]陈家旭,邹小娟.中医诊断学[M].北京:人民卫生出版社,2021.

[28]徐迪华.中华脉诊的奥秘[M].南京:江苏科学技术出版社,2005.

[29]高原.基于"同构思维"的中医脉学发生同构律研究[D].银川:宁夏医科大学中医学院,2020.

[30]张毅远,朱志军,殷鹏辉,等.内科杂病737例发病病因、特点、规律与13种脉证诊断关系的临床分析[J].中医学报,2010,25(5):935-937.

[31]马宁.中医经典文献脉证关系研究[D].哈尔滨:黑龙江中医药大学,2013.

[32]李雅歌,熊志刚,马凯,等.国医大师李士懋脉学思想之"明于理而不拘于迹"[J].中华中医药杂志,2020,35(8):3912-3914.

[33]熊志刚,郭虹君,李雅歌,等.国医大师李士懋脉学思想之"重脉象而非至数"[J].中华中医药杂志,2021,36(12):7108-7110.

[34]刘琦,吴正治,谢梦洲.国医大师李士懋脉学思想之"重脉象而非至数"[J].中华中医药杂志,2021,36(12):7108-7110.

[35]刘琦,吴正治,谢梦洲.中医脉诊现代研究轨迹及发展趋势分析[J].深

圳中西医结合杂志,2023,22(18):1-5.

[36]邱士庆,王燕,王俊文,等.基于脉诊客观化的脉象系统研究综述[J].中国医疗设备,2023,38(7):145-149

[37]崔骥,许家佗.中医脉诊现代化研究述评[J].中华中医药杂志,2023,38(2):463-469.

[38]闪增郁,陈燕萍,汪南玥,等.中医脉诊信号采集与分析研究中的几个关键问题[J].中国中医基础医学杂志,2009,15(1):77-78.

[39]徐元景.中医辅助诊断系统和脉诊舌诊数字化研究[D].北京:北京中医药大学,2003.